Le passage à l'acte homicide dans la folie à deux

Psycho - logiques
Collection fondée par Philippe Brenot
et dirigée par Joël Bernat

Sans exclusives ni frontières, les logiques président au fonctionnement psychique comme à la vie relationnelle. Toutes les pratiques, toutes les écoles ont leur place dans Psycho - logiques.

Dernières parutions

Germán Herrero, *Écoutez-moi ! Approche contemporaine du cheval*, 2024.
Laurence BARRER, *Autisme = mc^2. Révolutionner la recherche sur le psychisme par la démarche scientifique*, 2024.
Jean-Curt KELLER, *Intersubjectivité. Une conception interactionnelle du psychisme*, 2024.
Fabrice BAK, *Le haut potentiel intellectuel réalisé. Vivre enfin et ne plus survivre*, 2024.
Michel MANAVELLA, *L'animal métaphysique, Petit manifeste de psychologie existentialiste*, 2023.
Alain DENIS, *L'enfance, et alors ! Chronique pédiatrique*, 2023.
Gérard NETTER, *La haine de l'autre, exutoire de la haine de soi. Approche clinique*, 2023.
Matthieu JULIAN, *L'insomnie chronique à l'adolescence. Genèse, fonctions et facteurs de chronicisation*, 2023.
Claude BERGHMANS, *Spiritualité et santé mentale. Approches thérapeutiques émergeantes*, 2023.
Nicolas SAJUS, *Souffrance sans influence. Pour une éthique de la relation d'aide*, 2023.
Marie Claude BARBIN, *Briser les silences, Témoignage d'une psychologue*, 2023.
Liviu POENARU, *Inconscient économique*, 2023.
Sonya ZADIG, *Traitement de la maladie psychique en terre d'Islam. Étude de la dépression chez des femmes tunisiennes post-Printemps arabe*, 2023.

Viny Bousquet

Le passage à l'acte homicide dans la folie à deux

Préface de Mathieu Lacambre

L'Harmattan

5-7, rue de l'École-Polytechnique, 75005 Paris

http://www.editions-harmattan.fr

ISBN : 978-2-336-46391-9
EAN : 9782336463919

À mes parents, mes grands-parents, ma sœur, ma famille et mes amis

À ma femme

La chute de la maison Usher - Edgar Allan Poe

« Son cœur est un luth suspendu ;
Sitôt qu'on le touche, il résonne. »
De Béranger.

Préface

Dans le champ théorique et conceptuel de la psychopathologique des relations humaines, la notion d'emprise a pris une importance grandissante à la faveur de l'exploration clinique des violences conjugales et familiales, et de préoccupations sociales et juridiques grandissantes autour des notions de consentement et de discernement. Initialement identifiée à travers l'attachement précoce et l'autonomisation de l'enfant à sa mère (le travail d'emprise comme étape de la construction de l'enfant), la relation d'emprise est devenue synonyme d'influence et de contrôle sur autrui, jusqu'à l'aliénation.

Le terme d'emprise apparaît après le Moyen-âge pour désigner, d'un point de vue juridique, une expropriation. Aujourd'hui, l'emprise en droit administratif est le fait de déposséder un particulier d'un bien immobilier, légalement ou illégalement, à titre temporaire ou définitif, à son profit ou au profit d'un tiers. Nous percevons la validation, avec l'utilisation du vocable « illégalement », du caractère arbitraire de ce processus d'appropriation par dépossession. Et pour compléter l'édification du concept d'emprise en référence à l'occupation des espaces, l'article R. 420-1 du code de l'urbanisme définit l'emprise au sol comme « la projection verticale du volume de la construction, tous débords et surplombs inclus ».

Être progressivement totalement dépossédé de son propre espace psychique, à partir de projections et débords de la relation (« surplombs inclus »), relève dans certaines situations d'un processus pervers d'expropriation du sujet, devenu objet de l'autre dans une relation d'emprise pathologique et/ou perverse qui le prive de sa capacité à désirer et penser. Et comme toutes nos interactions se développent sur la base d'un lien social préalablement établi et formalisé, ce lien fait droit à l'emprise pour que s'instaure et s'installe la relation. Même si la relation (amicale, amoureuse) précède parfois le lien (conjugal), elle finit toujours par s'appuyer sur elle comme support « légitime » de ses excès. Et par un jeu de pouvoir, de domination et de contrôle, le sujet sous emprise (c'est à dire, piégé dans une relation d'emprise pathologique) perd sa capacité de libre arbitre, aliéné au désir de son oppresseur, devenu envahisseur et occupant clandestin permanent, de son espace psychique.

Ce parasitisme psychique s'exprime et se développe sous différentes formes cliniques et psychopathologiques, avec dans certaines circonstances, un passage à l'acte mortifère (suicide et/ou homicide) qui s'inscrit dans cette relation d'emprise. Dans l'après-coup d'un crime commis par des personnes sous emprise, l'évaluation de la relation d'emprise (type et étendue) ainsi que son intensité, est un exercice particulièrement périlleux et complexe sur le plan médico-légal. En effet, il s'agit d'évaluer une éventuelle abolition/altération des capacités de jugement et de discernement du sujet au moment des faits à travers la contrainte exercée sur et par l'autre, afin de déterminer sa responsabilité pénale, mais aussi de préciser la qualification des faits (commanditaire, co-auteur complice ou victime sous emprise). Voici exposé dans cet ouvrage, une avancée majeure dans la compréhension de ces mécanismes d'emprise à travers l'exploration de la folie à deux et la description de l'emprise psychotique.

Bonne lecture !

Mathieu Lacambre

Introduction

Cet ouvrage est une édition d'un travail de thèse de médecine étudiant le passage à l'acte homicide dans la folie à deux. Il est issu de la rencontre fortuite, au cours de mon parcours de psychiatre en formation, avec cette terminologie qui m'a immédiatement séduit. L'aura de mystère et de romantisme qui l'enveloppait était la seule représentation que j'avais de la folie à deux, sans jamais ne l'avoir entendue aborder dans un cadre académique. Il a fallu que je tombe sur le volume de Jean-Charles Marchand « Valentin et les délirants », traitant de la folie à deux du couple Moitoiret-Hégo et de l'homicide terrible qui s'en est suivi, puis en tirant le fil de ma réflexion sur d'autres affaires plus ou moins notoires touchant au sujet, pour que ma curiosité soit définitivement piquée et que je décide d'approfondir ma compréhension de ce phénomène. Il faut dire d'emblée que le sujet est mal connu, comme je l'ai constaté très rapidement lorsque j'ai commencé à en parler autour de moi. Bien que l'intérêt était quasi systématiquement suscité dans ces discussions, ce que chacun se figurait par « folie à deux » était très varié et souvent éloigné de la réalité.

Pour que le lecteur ne se méprenne pas sur ce dont nous parlons ici, et bien que nous irons plus en détail au cours des chapitres, je peux commencer en donnant une **définition générale et simplifiée de la folie à deux : il s'agit de la transmission du délire d'un patient initialement délirant à un sujet secondaire qui ne souffrait pas de troubles délirants avant la rencontre.**

La chronologie de cette étude est importante, car je l'ai débutée peu après m'être attardé sur la question de la différence entre le normal et du pathologique, j'y ai trouvé le fil conducteur de ma préoccupation autour de la nature des maladies psychiatriques. Ce problème sans cesse renouvelé, l'énigme de la folie, prend une dimension supplémentaire quand elle vient saisir l'esprit sain par la simple puissance de la relation, pour le pousser parfois jusqu'aux actes les plus extrêmes.

L'objet de la recherche était de tenter de poser un cadre théorique pour aider à mettre du sens derrière des passages à l'acte souvent d'une brutalité incompréhensible. Là où la pensée peut se sidérer face à la violence inintelligible, nous essaierons d'expliquer quel rôle joue le passage à l'acte homicidaire dans la relation très particulière qui est en jeu.

Pour ce faire, nous avons procédé à une synthèse de la littérature scientifique et transposé des concepts issus de différents modèles (notamment psychanalytique, neurocognitif) pour proposer une analyse globale et la plus complète possible de notre sujet et constituer le premier travail de ce genre sur la folie à deux (à notre connaissance).

Notre propos nécessitera d'abord de retravailler les classifications des différentes formes de folie à deux pour pouvoir présenter une modélisation de la dynamique relationnelle au sein de la dyade homicidaire et enfin proposer des repères pour évaluer en situation d'expertise l'impact des troubles sur le discernement de ces sujets. Ce dernier point est important puisqu'il s'inscrit dans une volonté de participer à la recherche médico-légale, plus précisément de proposer des travaux inédits sur l'interprétation médico-légale, champ d'études à ses balbutiements et qui mériterait de se développer.

En termes de plan, deux grandes sections vont donc se dessiner dans cet ouvrage. D'abord, l'analyse clinique de sujets co-délirants mis en cause pour homicide : il s'agira d'esquisser le tableau du passage à l'acte meurtrier dans le contexte de la folie à deux, en mettant en avant des facteurs de risque et en explorant la psychopathologie en jeu à travers une revue de la littérature. **Partant, l'objectif est à travers la seconde section de se positionner dans la**

perspective de l'expertise psychiatrique pénale pour proposer un algorithme décisionnel relatif à la question du discernement des sujets atteints de folie à deux. À l'occasion de ce travail de recherche et pour construire notre algorithme, nous proposons un nouveau concept clinique : l'emprise psychotique. Ainsi, l'enjeu consiste à offrir une lecture clinique innovante et rigoureuse de ces cas complexes dans le cadre d'expertises pénales pour éclairer la justice et favoriser plus d'homogénéité dans les conclusions médico-légales.

De la différence entre le normal et le pathologique

À la base de la folie à deux, il y a la notion de contagion. L'idée que la maladie mentale puisse être contagieuse pour un esprit « sain », à la fois heurte la logique, mais a aussi toujours inquiété les Hommes et questionné les aliénistes. Des reliquats persistent dans la pensée populaire (1), ainsi nous entendons régulièrement la formule flatteuse « les psychiatres sont aussi fous que leurs patients ».

Nous pourrions également pousser cette réflexion sur les représentations des maladies mentales plus loin, en questionnant le concept même du normal et du pathologique. Dans un climat où le savoir psychiatrique est remis en question, la pensée commune pousse au relativisme avec des affirmations de type « tout le monde est un peu fou » ou à des conceptions bien arrêtées et stéréotypées affirmant qu'un acte particulièrement violent est « forcément l'œuvre d'un malade ». En parallèle des réactions émotionnelles, qui révèlent une sensibilité exacerbée du public à ces sujets, nous observons un mouvement inverse, de rejet de l'hypothèse vésanique au mieux, voire dans le pire des cas une indifférence quant à l'existence ou pas de troubles, pour responsabiliser l'individu et punir à tout prix. Ceci s'inscrit dans un climat sociétal tendu, avec un sentiment général d'impunité concernant les auteurs de crimes et délits. De grandes affaires récentes, comme l'affaire Halimi, ont mis en exergue ces lignes de fractures qui se sont cristallisées dans la création de nouvelles législations, pour le moins obscures dans la faisabilité pratique, relatives à l'article 122-1 du Code pénal (2).

Pouvons-nous cependant, nous psychiatres, censés être détenteurs d'un savoir, nous dérober totalement de notre part de responsabilité quant à ces dérives ? Ce qui définit la valeur d'une science et des outils qui en découlent, c'est la reproductibilité de ses résultats. Quelle serait en effet l'utilité, sur un plan pratique, d'un outil qui, à partir des mêmes données, donnerait dix résultats différents en répétant dix fois la même mesure ?(3)

Dans la procédure pénale, l'expertise psychiatrique est réalisée en référence notamment aux articles 156 et suivants du Code de procédure pénale (« *Toute juridiction d'instruction ou de jugement, dans le cas où se pose une question d'ordre technique, peut, soit à la demande du ministère public, soit d'office, ou à la demande des parties, ordonner une expertise* »).

C'est un outil au service de la justice, au même titre que d'autres expertises (légiste, balisticien…). Le savoir théorique de l'expert et son expérience clinique dans son champ de compétence constituent un socle scientifique sur lequel on lui demande de s'appuyer pour apporter un éclairage technique à des questions parfois difficiles. Que se passe-t-il alors lorsque les réponses aux mêmes questions, à partir des mêmes données, sont divergentes et ne permettent pas un éclairage, mais au contraire obscurcissent le débat ? Un tel outil perd toute sa pertinence et pourrait même être néfaste dans des procédures où les enjeux sont majeurs pour les trajectoires humaines. C'est en prenant connaissance de la médiatique affaire Moitoiret (4) que l'idée de ce travail a germé dans notre esprit. Nous en aborderons les détails plus loin, mais nous pouvons d'ores et déjà énoncer que les divergences majeures des multiples experts psychiatres s'étant succédé pour répondre aux questions des juges, ont eu pour conséquence une nouvelle atteinte à la validité de notre discipline ainsi qu'un résultat funeste pour les mis en cause.

La question du normal et du pathologique, fondatrice pour notre science, a pourtant été abordée par de nombreux auteurs et plus récemment dans un travail édifiant par Daniel Zagury (5). Il reprend et synthétise dans sa thèse les travaux des pionniers de la psychiatrie afin d'aborder ce problème de front et d'apporter des éléments concrets de réponse. On peut d'emblée situer cette réflexion sur une perspective ontologique, initiée par des auteurs comme Falret (6). En effet, considérant l'épineux sujet du normal et du pathologique, les définitions historiques, notamment de Pinel (7), proposent une description positiviste de l'aliénation en 4 groupes (la manie, la mélancolie, la démence et l'idiotisme). D'autres auteurs, de Falret à Canguilhem (8), vont s'engager dans une position « méta » pour formuler des modèles formels de normalité. C'est cette démarche qui nous intéresse ici.

La première remarque qui pourra être faite à ce sujet est le rappel de Zagury relatif à la confusion étymologique quasi permanente entre l'anomal (dont le substantif est « anomalie », signifiant l'irrégulier, se référant à une norme statistique et donc supraindividuelle) et l'anormal (s'opposant à la norme). Le champ lexical servant de support à la pensée, le risque est donc d'assimiler le normal à l'absence d'anomalie. Or, comme Canguilhem l'affirme, « *Normer, normaliser, c'est imposer une exigence à une existence, à un donné dont la variété, le disparate s'offrent au regard de l'exigence comme un indéterminé hostile* » (8). Autrement dit, ce serait l'idée que la norme n'admet pas d'écart.

Zagury évoque ses prédécesseurs pour illustrer que les psychiatres se sont toujours opposés à cette vision de la pathologie. Il cite Falret qui parle des « *Nuances prodigieuses de l'état normal* » ou encore Minkowski qui mentionne la précision du pathologique, opposée à l'indéfinissable normalité et donc la « primauté du négatif » sur le positif (9).

Goldstein offre une perspective intéressante (10) en proposant des critères de normalité qui ne concerneraient pas le contenu, mais la forme. Un consensus existe chez les auteurs pour reconnaitre qu'il est impossible, au vu des déclinaisons infinies de l'expression de la normalité, de la définir par un contenu déterminé. Au contraire, à propos de la forme que prend la santé, des critères s'opposant aux critères de la maladie existent. Il s'agit du contraste entre la fermeture et l'ouverture d'une dynamique interne, entre l'adaptation passive et l'ajustement (Lagache) (11) ou l'adaptabilité créatrice (Devereux) (12), la différence entre l'inertie, la fixité, le statique et le mouvement, la mobilité, le dynamisme, ou encore entre la conservation, la rétraction, l'évitement et l'expansion (Goldstein) (10).

Nous rejoignons ainsi le concept de la santé de Canguilhem, définie comme étant plus que la normalité (être adapté à un milieu donné et à ses exigences), mais bien la normativité en tant que capacité à suivre de nouvelles normes de vie. La vie elle-même est activité normative (instauratrice de norme) et c'est la réduction de la normativité de l'individu qui qualifie le pathologique. En résumé « *être en bonne santé, c'est pouvoir tomber malade et s'en relever* » (8).

Ces éléments de réponse peuvent être complétés par les réflexions autour de l'ethnopsychiatrie, notamment avec Georges Devereux (12) qui écrit : « *la santé mentale n'est pas l'adaptation en soi, mais la capacité à procéder à des réadaptations successives, sans perdre le sentiment de sa propre continuité dans le temps* ». Il prend l'exemple du

Chaman qui est adapté dans son milieu culturel donné, mais qui n'aura pas la capacité de se réadapter à d'autres milieux tandis que l'indien « normal », qui partage les croyances du groupe, conserve sa capacité à faire face à des situations différentes. Jaques Chazaud (13) ajoute la notion de « *fonction communicative de l'expression* », avec l'idée que tant que l'expression du sujet ne fait pas « *écran au contact avec le réel* », qu'elle ne fait pas obstacle à la communication avec le groupe d'origine, elle s'éloigne du domaine pathologique.

Henri Ellenberger (14) précise que la variabilité concerne avant tout la réaction groupale d'une culture à une autre face aux manifestations pathologiques : « *Les processus généraux des maladies mentales restant fondamentalement les mêmes à travers le monde, même si leurs symptômes sont modulés et diversifiés à l'infini par des facteurs culturels* ».

Une fois ces bases posées, il nous faut revenir à notre sujet, qui pose une question essentielle. L'expérience délirante telle que communément décrite consiste en une perte du contact avec la réalité induite par une altération du contenu de la pensée. Il s'agit d'une « évidence interne ». Le sujet délirant est alors non accessible à l'expérience ou à la contestation de sa conviction par l'argumentation ou les preuves. Cette conviction inébranlable, parfois vraisemblable, n'est habituellement pas partagée par le groupe d'appartenance socioculturelle du sujet.

Cette définition classique du délire est remise en cause par le concept même de folie à deux. Il pose la question suivante : n'existe-t-il pas de situations où un individu ayant perdu contact avec la réalité puisse, par ses craintes ou ses espoirs, laisser une empreinte dans la psyché d'un individu jusque-là indemne de troubles mentaux ?

Que les formes les plus brutales et sévères de psychose butent à franchir les limites de ce que peut tolérer la raison saine parait intuitif, mais il en est tout autrement lorsqu'il s'agit de délires touchant aux passions humaines les plus essentielles. Ceci est d'autant plus vrai lorsque les idées délirantes ont des apparences de réalité. Quel thérapeute n'a pas déjà douté, à raison par ailleurs, du caractère pathologique ou non du discours persécuté particulièrement crédible d'un patient ? N'avons-nous d'ailleurs à l'inverse jamais été surpris de rencontrer quelques vérités dans un discours d'allure mégalomaniaque ?

Première partie : La folie à deux

I - Histoire du concept et définitions

Lasègue et Falret (15), lorsqu'ils nomment cette entité clinique « Folie à deux » en 1877, avaient déjà remarqué ce fait essentiel que la conformité d'idée prend naissance dans une conformité de sentiment « *toutes les fois qu'il s'agit d'un possible et que la raison ne se révolte pas* » (15). Ils précisent « *L'assistant néanmoins ne consent à se laisser convaincre que si l'histoire l'intéresse personnellement ; or, les deux sentiments qui se prêtent le mieux à cette façon d'entraînement sont, à coup sûr, la crainte et l'espérance* » (15).

Ils vont définir des principes pour que cette contagion de la folie ait lieu :

a) L'un des deux individus est l'élément actif : il crée le délire et l'impose progressivement au second, qui constitue l'élément passif. Ce dernier est généralement moins intelligent et tente de résister dans un premier temps avant de céder progressivement à la pression du partenaire. Tout en étant passif, il réagit cependant sur l'élément actif pour rectifier, amender, coordonner le délire devenu commun et répété dans les mêmes termes, d'une façon quasi identique.

b) Pour que ce travail psychologique puisse se faire, il faut que ces deux individus vivent en commun, isolés d'influences extérieures, durant une longue période, partageant le même mode d'existence, les mêmes sentiments, les mêmes intérêts, les mêmes craintes et les mêmes espérances.

c) Il faut que le délire ait un caractère de vraisemblance, en se maintenant dans les limites du possible. C'est-à-dire qu'il repose sur des faits survenus dans le passé ou sur des craintes et des espérances pour l'avenir. C'est ce qui rend le délire communicable d'un individu à un autre et permet à la conviction de l'un de s'implanter dans l'esprit de l'autre.

Ils notent par ailleurs la place de l'hérédité comme cause prédisposante au vu du nombre prépondérant de cas intra-familiaux. Ils précisent également la présence parfois de plusieurs sujets passifs, pouvant même aller jusqu'à des situations de véritable « folie en famille » (16,17).

Bien avant les deux médecins français, on trouve dans la fiction des descriptions d'une « contagion » du délire d'un personnage à un autre. Kumar Vijay (18) propose l'œuvre de Cervantès avec son célèbre Don Quichotte comme premier récit de ce phénomène en 1605. Nous y rencontrons un héros troublé par des délires mégalomaniaques, des illusions et des hallucinations à force de lectures chevaleresques et de manque de sommeil. Il entraîne dans ses aventures son écuyer Sancho Panza avec la promesse du gouvernement d'une île comme récompense et nous assistons progressivement au fléchissement de toutes ses résistances jusqu'à une adhésion totale aux délires de son maître. Tous les principaux ingrédients nécessaires pour la communication de la folie telle que décrite par Lasègue et Falret sont présents : l'isolement des deux personnages, l'ascendance du héros sur Sancho et l'espérance de fortune.

Sur le plan scientifique, la première description clinique du trouble est faite par William Harvey en 1651 (19) chez deux sœurs présentant un cas de pseudocyesis (grossesse fantôme). Cette découverte ne débouche cependant pas sur l'isolation d'un trouble caractérisé à part entière.

Alors que la paternité nosographique de cette entité clinique est attribuée à Lasègue et Falret, il est intéressant de noter que c'est Baillarger le premier à l'identifier, en 1860 , sous le terme de « folie communiquée » avec les principaux critères diagnostiques repris par Lasègue et Falret (20).

Les descriptions cliniques de la folie à deux vont s'enrichir au fil du temps, ce qui va donner l'occasion à Marandon de Montyel (21) en 1881 d'en synthétiser les formes dans une nouvelle classification, complétée par Gralnick en 1942 (22). Ils distinguent les formes cliniques recensées dans la littérature pour établir une taxinomie plus fine du trouble. C'est la classification la plus riche à ce jour :

1. La folie imposée, correspondant à la description de Lasègue et Falret, où des idées délirantes d'un psychotique sont transmises à un individu sain d'esprit, par influence. Les idées délirantes du patient induit disparaissant lors de la séparation avec le patient inducteur.

2. La folie communiquée, décrite par Marandon de Montyel lui-même dans son article. Elle correspond à la transmission d'idées délirantes à un partenaire prédisposé (rôle de l'hérédité).

3. La folie simultanée, décrite par Régis (23) en 1880. Ici les éléments délirants apparaissent au même moment chez les deux sujets, le plus souvent après un facteur déclenchant de coloration dépressive.

4. La folie induite, décrite par Lehman en 1883 (24), où le sujet primaire induit de nouvelles idées délirantes à un second sujet ayant déjà des troubles délirants avant de rencontrer le partenaire primaire.

Dans les classifications internationales, les nuances de formes cliniques ne sont pas retenues. Deux manuels de référence prépondérants existent :

- Le Manuel Diagnostique et Statistique des troubles mentaux (DSM), qui représente la classification américaine de l'American Psychiatric Association (APA) (25)
- La Classification Internationale des Maladies (CIM), spécifiquement son chapitre 5 concernant les troubles mentaux et du comportement. Réalisée par l'Organisation Mondiale pour la Santé (OMS) (26), elle sert de base au codage de l'activité en Europe et dans le monde (États-Unis d'Amérique exceptés).

La CIM-10 définit le « Trouble délirant induit », uniquement pour le patient secondaire, à partir des critères suivants :

1) Le patient développe un délire initialement présent chez un autre sujet
2) Les deux patients sont liés par une relation étroite et sont relativement isolés d'influences extérieures
3) Le patient secondaire ne souffrait pas de schizophrénie ni de trouble délirant et ne manifestait pas d'idées délirantes avant d'entrer en contact avec le sujet primaire

La folie à deux est absente de la 5e édition du DSM. Il y est seulement fait mention de « symptômes délirants chez le conjoint d'une personne souffrant de trouble délirant » dans la sous-catégorie « Autre spectre caractérisé de la schizophrénie et autre trouble psychotique ». Il apparait comme tel :

« *Dans le contexte de la relation existante, les idées délirantes du partenaire dominant fournissent le contenu de la croyance délirante de l'autre partenaire qui autrement ne répondrait pas complètement aux critères du trouble délirant* ».

Néanmoins, la 4e édition (Texte Révisé) : DSM-4-TR (27) retenait le diagnostic de « folie à deux » ou « trouble psychotique partagé » avec des critères diagnostiques quasi identiques à ceux de la CIM-10.

On comprend qu'il s'agit d'un diagnostic qui se pose pour le second patient, le diagnostic du patient primaire étant celui de son trouble psychique à l'origine des symptômes (16).

On remarque que cette définition dans les classifications internationales correspond aux formes de folie communiquée de Marandon de Montyel ou aux cas de folie imposée de Lasègue et Falret, sans les distinguer. Deux commentaires peuvent être faits concernant ce choix :

D'une part, il est pertinent de ne conserver que ces deux formes cliniques, qui, seules, correspondent strictement à l'esprit de l'entité clinique qui a voulu être isolée par Lasègue et Falret. En effet, à l'origine du concept de folie à deux, mais aussi dans les travaux suivants sur la psychopathologie du trouble, il y a la dialectique patient primaire/patient secondaire, avec l'idée d'une influence d'un sujet malade sur un sujet indemne de troubles. Les cas de folie simultanée et de folie induite ne rendent pas compte d'une telle psychopathologie : par l'absence de patient secondaire pour la première et par la présence d'une pathologie déjà active *a priori* chez le patient secondaire dans la dernière. Concernant la folie induite, c'est-à-dire l'enrichissement du délire d'un patient au contact d'un autre psychotique, nous ajouterons qu'il s'agit là d'un fait banal dans la psychose. La perméabilité à l'environnement étant un élément central chez le psychotique, il est courant qu'il soit influencé par l'actualité ou bien par d'autres patients dans sa construction délirante. On pourrait donc proposer une classification plus précise, avec un grand ensemble nosographique des délires partagés dans lequel seraient compris d'un côté la folie à deux et d'un autre côté les cas de folie simultanée et induite.

D'autre part, ne pas faire de distinction entre folie imposée et folie communiquée opère une simplification et une restriction du champ clinique descriptif qui ne prend plus en compte les modalités d'influence entre co-délirants. En perdant cette information, le clinicien se prive de connaître le niveau d'atteinte du patient secondaire, ce qui pourra entraîner des conséquences sur le plan médico-légal, comme nous le verrons plus loin.

Une fois ces éléments posés, il peut être proposé de considérer la folie simultanée et la folie induite comme des diagnostics différentiels de la folie à deux. La ***figure 1*** permet de synthétiser ces données.

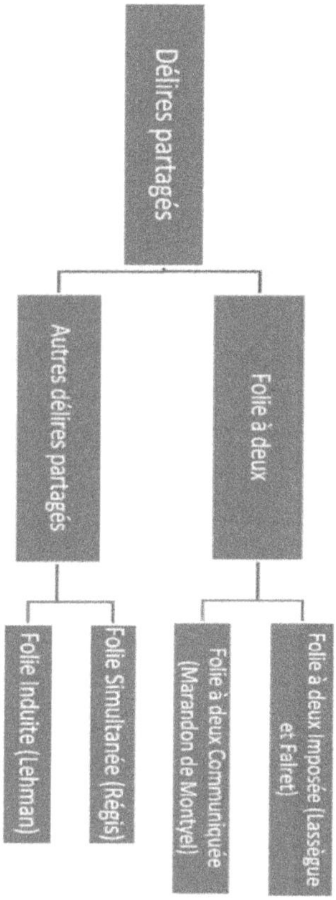

Figure 1 : Classification des délires partagés

Il est enfin à noter que sur le plan terminologique, la Classification Internationale des Maladies a préféré le terme « délire » à celui de « psychose ». Cela a son importance sémantique, notamment lorsque se pose la question de la transmission et de la nature de la maladie mentale. Si nous devions le dire plus simplement : qu'est-ce qui est transmis ? Une maladie psychotique ou des idées délirantes ?

II - La contamination au cœur des débats sur la psychose

Les classifications historiques de la folie à deux, en établissent une taxinomie fine, nous orientent déjà vers une réponse complexe à la question de la chose transmise. De toute évidence, selon qu'il s'agisse de folie à deux imposée ou communiquée, la réponse n'est pas la même.

Dans un article de 1915, Dumas (28) tente de répondre à cette question en synthétisant les données du problème : certains patients secondaires sont contaminés seulement par des idées délirantes, d'autres par des hallucinations, voire par un ensemble de symptômes psychotiques. Dans cette hétérogénéité de patients, il cherche à distinguer un critère qui permettrait de tracer une ligne de démarcation pour une symptomatologie suffisamment fournie qui constituerait un trouble psychotique, pouvant ainsi classer le patient secondaire comme malade.

Pour ce faire, Dumas fait un retour sur l'histoire de la psychiatrie en questionnant la différence entre aliénation en tant que pathologie constituée, matrice d'un délire autonome et créateur, et simple participation délirante (ou délire par reflet). Il rappelle que pour Régis (23) (qui rejette la dénomination de folie à deux pour les cas de Lasègue et Falret, dans lesquels il ne voit qu'une influence passagère ne méritant pas le titre de folie) et Marandon de Montyel (21) (qui reconnait plusieurs types de folie à deux), la différence se fait par la présence d'hallucinations. Dans les cas où il n'y a pas d'aliénation, le patient secondaire, contaminé seulement par quelques idées délirantes, peut être atteint de « subdelirium », il peut avoir des illusions, mais en aucun cas n'être halluciné. Autrement dit, le co-délirant, ne pouvant entendre les hallucinations, se limiterait à croire à leur existence et à interpréter dans le sens de cette erreur toutes ses perceptions.

En s'appuyant sur les conceptions de Weygrandt, Dumas réfute cette idée. Il rappelle que dans certains troubles psychotiques constitués, les hallucinations ne sont pas toujours présentes ou peuvent être passagères, la présence du système délirant pouvant suffire. Les travaux successifs des auteurs du XIXe siècle, principalement français et allemands, lui donnent raison et permettent d'établir la catégorie des PCS (Psychoses Chroniques Systématisées). Les PCS réunissent « *des patients qui développent une activité délirante évoluant à long terme, accompagnée ou pas d'une activité hallucinatoire relative au thème principal du délire, tout en gardant la cohésion de leur personnalité et une insertion familiale et socioprofessionnelle variable selon les cas, mais généralement supérieure à celle observée dans le groupe des schizophrénies* » (29). La genèse de cette idée de différentes formes délirantes chroniques dérive des conceptions d'Esquirol sur les monomanies (30). Par la suite, Magnan (31) a le premier défini le « délire chronique à évolution systématique », décrit de manière très précise et publié en 1882, mettant l'accent sur le caractère prévisible de l'évolution en 4 stades progressant jusqu'à la démence.

De nombreux tableaux cliniques sont venus enrichir cette catégorie des PCS, divisée actuellement en 3 parties (délires paranoïaques, psychoses hallucinatoires chroniques et paraphrénies). Nous résumons ces apports successifs dans la ***figure 2***.

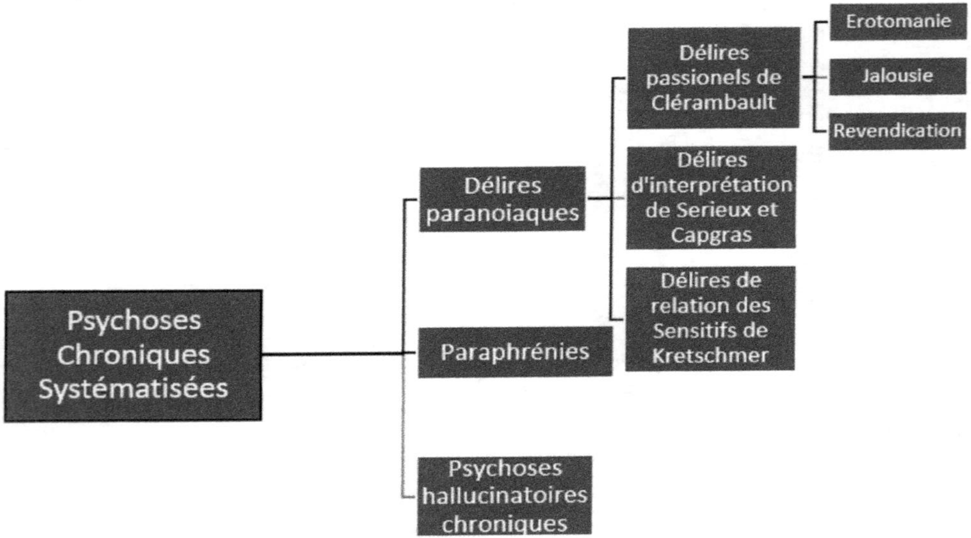

<u>Figure 2</u> : Les Psychoses chroniques systématisées (ou psychoses chroniques non schizophréniques)

Fort de cette démonstration, ayant écarté l'hallucination comme critère clinique discriminant, c'est finalement un critère chronologique que Dumas va présenter comme la solution. La disparition ou la persistance de la symptomatologie chez le patient secondaire à la séparation des deux codélirants permet de trancher et non la symptomatologie en elle-même. Ainsi, l'auteur va compléter la définition de la folie communiquée de Marandon de Montyel pour en faire l'archétype de la transmission d'une pathologie psychiatrique constituée à un individu sain, mais prédisposé. La définition aboutie de la folie à deux communiquée peut donc être retranscrite ainsi :

- La folie communiquée correspond à la transmission d'idées délirantes à un partenaire prédisposé (rôle de l'hérédité). Après avoir résisté un temps, celui-ci va non seulement adopter les idées délirantes de son partenaire, mais également développer son propre délire. Dans cette forme clinique, les idées délirantes du patient induit persistent après la séparation et sa maladie psychotique évolue pour son propre compte.

Par ce procédé, il est possible de distinguer la transmission du trouble psychotique dans la folie communiquée (dont les conditions sont en réalité un facteur précipitant dans le déclenchement d'un trouble psychotique chez un individu prédisposé) et la transmission de simples idées délirantes temporaires dans la folie imposée.

Un autre problème historique s'est posé avec la question de la contagion : le problème de l'étiologie. Initialement, les troubles psychotiques étaient considérés comme des démences précoces c'est-à-dire des maladies organiques donc qui ne devraient pas être transmissibles. Nous nous devons ici de citer un auteur majeur pour l'avancée des connaissances : Emil Kraepelin (32) qui a scindé l'antique paranoïa (du grec Para = à côté et Noos = esprit, entendement) en démence précoce paranoïde (précédent la notion de schizophrénie de Bleuler) et paranoïa à proprement parler (dans son sens actuel). En effet, la paranoïa était déjà utilisée par Hippocrate pour parler d'un égarement de l'esprit de manière générale, avant de prendre au travers de la littérature allemande du XIXe siècle le sens actuel d'un trouble délirant persécutif sans désorganisation. En reconnaissant des formes de psychoses n'évoluant pas vers la démence, déjà Séglas en 1900(33), puis Kraeplin et Ballet(34) avec la description des psychoses hallucinatoires chroniques (PHC), avaient apporté une première solution.

Aujourd'hui, l'hypothèse étiopathogénique de démence précoce dans les troubles psychotiques et notamment dans la schizophrénie, a été écartée. Bleuler (35), par l'invention même du néologisme schizophrénie (du grec *skizo* « fendre, séparer » et *phren* « esprit »), met en avant la scission (provenant du terme allemand « Spaltung ») des fonctions psychiques comme symptôme principal en lieu et place de la démence. Ce terme correspond aujourd'hui à la désorganisation comme un des éléments de la triade de symptômes psychotiques (symptômes de désorganisation affectant la pensée, le discours, les comportements et les émotions ; symptômes positifs comprenant les idées délirantes et les hallucinations ; symptômes négatifs correspondant aux déficits au niveau cognitif, affectif et social). Les modèles les plus récents conceptualisent l'étiologie de la psychose comme multifactorielle, à l'intersection d'un modèle bio-psycho-social, où interagissent les gènes et l'environnement (36).

Il reste qu'admettre que la contagion mentale soit capable de provoquer des psychoses, c'est donc admettre que le contact prolongé et reclus du reste du monde peut, par la seule orientation qu'il imprime aux pensées et aux sentiments d'un sujet, par l'attention expectante entretenue chez lui, provoquer des modifications de la cœnesthésie, du malaise physique et moral, un sentiment de rupture entre le passé et le présent. Autrement dit, provoquer un éréthisme sensoriel permanent et réaliser ces résultats de manière assez profonde pour durer et être le point de départ d'un processus morbide constitué suivant son évolution autonome.

Cela nous questionne sur la nature de l'influence qui s'opère entre co-délirants, au vu de la puissance de cette persuasion qui va pouvoir aller jusqu'à déclencher un trouble constitué chez le patient secondaire. Une autre modalité relationnelle vient à l'esprit lorsque l'on pense à une relation pathologique qui va laisser une empreinte durable dans la psyché d'un individu, le pousser à accepter un système de croyances et de pensées qui lui est étranger et qui va pouvoir se traduire en actes : l'emprise. Nous allons pouvoir établir ici une analogie avec l'emprise perverse pour créer le concept d'emprise psychotique à l'œuvre dans la folie à deux. Dans cette nouvelle catégorie, pourront être déclinés les cas d'emprise psychotique complète (pour la folie à deux communiquée) et les cas d'emprise psychotique incomplète (pour la folie à deux imposée, qui ne déclenchera pas de maladie durable chez le patient secondaire). Nous préciserons cette réflexion dans la dernière partie de ce travail.

III - Données épidémiologiques

Plusieurs études sur la folie à deux, parfois de grands effectifs, ont permis d'étayer les données épidémiologiques (13), notamment la revue de 103 cas de Gralnick en 1942 (22). D'autres études ont également permis, à travers le globe, de valider cette entité clinique dans des cultures différentes (37,38).

L'incidence du trouble en milieu hospitalier serait de 1,7 à 2,6 % (39). Cependant, ce chiffre pourrait être sous-évalué du fait de l'isolement de ces patients, de la tolérance familiale, mais aussi parce que le patient primaire peut être identifié en ignorant son partenaire secondaire (16,40).

Les études sont concordantes pour dire que dans plus de 90% des cas le patient primaire et son partenaire appartiennent à la même famille (16,22,37,38,41). Silveira et Seeman (37) précisaient qu'un tiers des cas concernaient des couples, un tiers la fratrie (le plus souvent des sœurs) et le dernier tiers un parent avec son enfant. Dans cette dernière situation, le parent est le plus souvent le cas primaire, mais dans 1/3 des cas c'est l'enfant qui induit le délire chez le parent. Kraya et Patrick (42) notent que la dyade père-enfant est particulièrement rare.

Concernant le cas primaire, Silveira et Seeman (37) montrent que la schizophrénie est le diagnostic prépondérant, mais les autres troubles délirants et les troubles de l'humeur sont fréquents.

Pour ce qui est du cas secondaire, Arnone et al. (41) montrent qu'il souffre dans 90% des cas d'une comorbidité dépressive ou de démence ou de retard mental ou d'abus de substance. L'idée avancée par Lasègue et Falret (15) selon laquelle le patient secondaire serait moins intelligent que le patient primaire n'est pas soutenu par des preuves scientifiques formelles. Mais la présence fréquente de ces comorbidités chez le patient secondaire tend à impacter ses capacités cognitives et à le rendre vulnérable au patient primaire (37).

Une autre conception de Lasègue et Falret (15) qui considérait les femmes et les plus jeunes comme étant plus susceptibles d'être influencés a pu être remise en cause par des travaux postérieurs (37,41). En effet, ceux-ci ont montré l'absence de différence significative d'âge et de sexe entre le patient primaire et le patient secondaire.

IV - Implications médico-légales

Le terme de folie à deux ne laisse pas d'être empreint d'une certaine résonance romantique. Dans la culture populaire, elle évoque pour la dimension criminologique des figures hétérogènes telles que Bonnie and Clyde, dans une vision esthétisée du crime à deux. Plus récemment, l'annonce du prochain opus du film du Joker pour 2024 : Folie à deux montre encore l'intérêt et la fascination portée sur ce sujet.

Les personnages invoqués dans la fiction, qu'ils soient inspirés ou non de la réalité, ne collent pourtant le plus souvent pas à la psychopathologie réelle du trouble. Ce constat peut d'ailleurs être élargi aux représentations de la maladie mentale dans le cinéma, qui sont largement dévoyées.

C'est au gré d'affaires judiciaires souvent très médiatiques, provoquant le choc et l'incompréhension de l'opinion publique, que les psychiatres se sont rapidement interrogés sur les implications médico-légales de la folie à deux. Ainsi en 1933, Jacques Lacan pose le diagnostic de Folie à deux pour les sœurs Papins (43). Ces deux domestiques avaient tué à coups de marteau et de couteau leur patronne ainsi que sa fille avant de mutiler les corps en suivant les différentes étapes de la recette de cuisine pour préparer les lapins.

Avant cela, Moreau de Tours faisait déjà en 1893 le parallèle entre Folie à deux et Crime à deux, dans un article (44). Il concluait que les caractéristiques, notamment dans le rapport d'un sujet actif et dominant avec un sujet passif, étaient identiques dans les situations de crime à deux et celles de folie à deux. Il défendait à cette occasion l'idée que la responsabilité de l'instigateur du crime devait être plus grande par rapport au complice en état d'infériorité intellectuelle, s'étant laissé circonvenir. Bien entendu, dans la folie à deux, puisque le patient primaire est toujours malade alors que le patient secondaire peut être atteint à différents degrés, la réflexion de Moreau de Tours pourrait s'appliquer dans une sorte de symétrie inversée où l'instigateur du délire et du crime serait le moins discernant et donc le moins responsable.

Ce n'est qu'en 1956 que Greenberg publie la première synthèse des données sur les crimes commis dans le contexte clinique d'une Folie à deux (45).

Le nombre d'articles traitant de cette question reste limité, particulièrement en ce qui concerne les situations de passage à l'acte homicidaire. Ceci nous a interrogés sur la possibilité d'identifier des spécificités cliniques et psychopathologiques propres à ces situations. Ce travail s'avère d'autant plus important que le manque de connaissances dans ce domaine, même auprès des experts psychiatres, s'est reflété par les divergences d'opinions dans certaines grandes affaires judiciarisées, comme cela a pu être vu dans l'affaire Moitoiret (4).

Il s'agissait de l'homicide d'un enfant de 11 ans de 44 coups de couteau par Stéphane Moitoiret, schizophrène en errance à travers la France dans un contexte délirant de mission divine depuis des années avec sa compagne et co-délirante Noëlla Hego. Le passage à l'acte était intervenu comme une solution magique de retour en arrière, faisant suite à des tensions dans la dyade et à l'échec de la mission délirante. Au cours de ce procès, 3 collèges d'experts différents comprenant au total dix psychiatres, bien que globalement en accord sur le diagnostic des deux accusés, se sont entre-déchirés sur la question épineuse du discernement au moment des faits. Les conclusions des discussions médico-légales pour le principal accusé (Stéphane Moitoiret) ont donné des réponses hétérogènes avec une altération du discernement pour six experts tandis que les quatre restants ont conclu à une abolition. La Justice a donc été contrainte de trancher dans un climat où la parole clinique était devenue inaudible. C'est la punition plutôt que le soin qui a été décidée pour les deux mis en cause, dont 30 ans de réclusion lors du procès en appel en 2013 pour Stéphane Moitoiret.

L'objectif de ce travail est de proposer une nouvelle grille de lecture du discernement ainsi qu'un algorithme décisionnel pour les expertises de sujets atteints de folie à deux mis en cause pour homicide. Pour ce faire, nous allons d'abord esquisser le tableau du passage à l'acte meurtrier dans le contexte clinique précis d'une folie à deux, en mettant en avant des facteurs de risque et en réfléchissant à la psychopathologie en jeu à travers une revue de la littérature. Nous expliquerons ensuite comment la psychopathologie, conceptualisée par la notion d'emprise psychotique, peut influencer de manière différentielle la notion de discernement pour les co-délirants.

Un certain nombre de décès d'enfants ou de personnes vulnérables par négligence de parents ou d'aidants délirants sont décrits dans la littérature, mais c'est plus particulièrement l'homicide volontaire, pour ce qu'il a d'actif dans sa réalisation, que nous étudierons dans ce travail.

Deuxième partie : Revue de la littérature

I - Matériel et méthode

Une revue de la littérature a été effectuée, via PubMed, Cairn et la base de données ScienceDirect ainsi que sur le moteur de recherche Google pour trouver des articles qui auraient échappés. Nous avons utilisé une combinaison des mots clés « Folie à deux » et ses synonymes (notamment « induced psychosis » et « communicated psychosis ») en association avec « homicide » ou « forensic » ou « murder ».

Cette recherche a été effectuée sans limites de période de publication, mais en ne gardant que les articles publiés en anglais ou en français.

Pour les données de psychopathologie, la recherche a été complétée par des ouvrages spécialisés d'intérêt.

II - Résultats

Le recueil des articles selon la méthode citée ci-dessus s'est terminé le 01/04/2022. Dans le but de faire une étude statistique des caractéristiques cliniques du passage à l'acte homicide volontaire dans la folie à deux, un tri a été effectué.

Ainsi nous n'avons gardé que les publications de cas ou des revues de la littérature contenant des cas d'homicides volontaires ou des tentatives d'homicide. Nous avons supprimé les articles concernant les décès par négligence, ainsi que les suicides sauf dans les cas d'homicide-suicide.

Parmi ces articles, nous n'avons inclus dans les analyses statistiques que ceux nous donnant suffisamment d'informations cliniques pour notre objectif, tout en gardant tous les cas d'intérêt pour discuter les éléments psychopathologiques.

Nous avons également fait le choix de garder les articles contenant des cas de folie à plusieurs avec plus d'un patient secondaire.

À l'issue de cette sélection, nous avons gardé 11 articles (13, 15, 17–25) à partir desquels nous avons pu construire deux figures (***figure 3*** et ***figure 4***) présentant les données.

A) Quelle clinique du passage à l'acte meurtrier dans la folie à deux ?

La ***figure 3*** présente, à partir de 17 cas au total, recueillis à travers 11 articles, une exploration des principales caractéristiques cliniques des auteurs d'homicide volontaire dans la folie à deux. La sélection de ces caractéristiques s'est faite à partir de facteurs de risques de passage à l'acte déjà repérés dans la littérature. Ainsi Guivarch and al. (40) montrent que ces patients n'ont la plupart du temps pas d'antécédents psychiatriques connus (ni de violences), que les délires mystiques sont presque toujours présents avec un risque maximal lorsqu'ils sont associés à des idées de persécution, que les hallucinations, notamment de type injonctions ou fausses reconnaissances, sont des facteurs de risque. Ils citent également en facteurs de risque le développement rapide du délire, l'existence d'un projet meurtrier ou suicidaire guidé par des idées délirantes et la menace de séparation de la dyade.

Nous avons donc fait ici une sélection des critères les plus significatifs en termes d'intérêt psychopathologique, de fréquence et pour lesquels nous avons pu recueillir le plus de données dans la littérature. Les résultats sont classés par ordre décroissant de fréquence dans les tableaux.

<u>Figure 3</u> : Caractéristiques cliniques des auteurs d'homicide volontaire dans la Folie à deux

Etudes	Idées mystiques	Idées de persécution	Hallucination	ATCD psychiatrique	Idée/Geste suicidaire	Menace de séparation
Lacan, 1933 (43) : **N= 1**	0	1	0	0	0	0
Medlicott, 1955 (46) : **N= 1**	1	0	1	0	1	1
Greenberg 1956 (45) : **N= 1**	1	1	1	1	0	0
Tucker and al. 1977 (47) : **N= 1**	0	1	?	1	0	0
Bourgeois and al. 1992(48) : **N= 1**	0	1	1	1	1	0
Kraya and al. 1997 (42) : **N= 4**	4	1	1	0	2	0
Joshi and al. 2006 (49) : **N= 1**	1	0	0	0	0	0
Kelly and al. 2009 (50) : **N= 1**	1	0	1	0	0	0
Nielssen and al. 2013 (51) : **N= 4**	1	3	3	4	0	0
Caribé and al. 2013 (52) : **N= 1**	1	1	1	0	0	0
Guivarch and al. 2018 (40) : **N= 1**	1	0	0	1	0	0
Total : N= 17	**11 (64,7%)**	**9 (52,9%)**	**9 (52,9%)**	**8 (47,1%)**	**4 (23,5%)**	**1 (5,9%)**

Ce que l'on peut repérer en premier est la part majeure d'idées mystiques (64,7%) dans ces passages à l'acte meurtriers. Dans les cas d'idées de persécution, leur proportion est également importante.

Dans l'article de Greenberg (45) dix autres cas de folie à deux homicide sont mentionnés, avec des informations cliniques trop incomplètes pour figurer dans notre analyse statistique. Mais sur ces 10 cas, 7 souffraient d'idées délirantes mystiques. De plus, dans les 5 cas où les patients relataient des idées de persécution, 4 avaient également des idées mystiques. Ceci renforce l'idée d'un risque de passage à l'acte important lors de l'association de ces deux thématiques délirantes. À noter que malgré la faible présence dans la ***figure 3*** d'idées ou de gestes suicidaires (23,5%), on note plusieurs cas dans cet article de Greenberg (45) où la victime aurait demandé à être tuée, celle-ci étant parfois même le patient inducteur du délire. Ces situations se déroulant presque toujours dans des cas de délires associant le mystique et la persécution.

On remarque ensuite dans la moitié des cas (52,9%) la présence d'hallucinations, le plus souvent sous la forme d'hallucinations acoustico-verbales, surtout perçues comme provenant d'une source mystico-religieuse (Dieu, anges, saints, démons) (51,52), mais également plus rarement des cas d'hallucinations visuelles (45,52) ou cénesthésiques comme des sensations d'insectes sur la peau (48).

Il apparait une proportion plus importante qu'attendu d'après les précédentes revues de littérature d'antécédents psychiatriques (47,1%). On voit également que la menace d'une séparation entre le cas primaire et le (ou les) cas induits avant le passage à l'acte n'est finalement présente que dans un faible nombre de cas (1 cas soit 5,9%).

Nous avons réalisé une seconde analyse statistique dans la ***figure 4*** afin de nous focaliser plus précisément sur le passage à l'acte en lui-même et en étudier les éléments criminologiques. Pour sélectionner les critères d'intérêts à étudier, nous avons utilisé une nouvelle fois des éléments abordés dans la littérature.

Dans cette figure, nous avons pu inclure un plus grand nombre de patients de l'étude de Greenberg (45), car cette analyse nécessitait moins d'éléments cliniques.

L'élément marquant, en parcourant les cas examinés, est la part prépondérante de passage à l'acte non seulement du cas primaire, mais agit de concert avec le ou les cas secondaires (71,4%). Cela montre que les patients induits, loin d'être de simples co-délirants passifs, prennent la plupart du temps une part active dans ces homicides. De plus, la victime est le plus souvent intrafamiliale (76,2%) tout comme les auteurs (23,8% conjoints et 42,9% lien de descendance ou de fratrie), ce qui peut donner de véritables massacres en familles comme a pu le décrire Greenberg (45). On peut citer dans ses travaux par exemple le cas d'une famille paysanne irlandaise (la mère et 3 enfants). À partir du délire de la fille basé sur une croyance populaire de la région, la famille a tué le 4e enfant nouveau-né, car ils étaient convaincus qu'il avait été échangé par un « fairy changeling » (sorte de créature démoniaque qui prend la place des enfants). On peut également ranger dans cette catégorie le cas déjà cité plus haut dans l'article de Greenberg (45), où une jeune fille demande à être tuée par sa famille. Elle se croyait possédée par le démon, suite au délire d'un des frères qui avait contaminé toute la fratrie et la mère, avec le partage d'hallucinations multiples. À noter que les cas examinés d'homicides ne montrent pas de dyade préférentielle dans la famille, avec une rareté cependant du duo père-enfant, à l'instar de ce que l'on a pu voir dans les données épidémiologiques générales sur la folie à deux.

Le terme « overkill » désigne en criminologie l'action d'infliger des blessures et des sévices dépassant la seule nécessité de tuer la victime (53,54). Ce critère correspond par exemple au fait que les études mettent en évidence des homicides avec une violence importante et des mutilations corporelles (17,21–23). On remarque effectivement une part importante de ce phénomène dans ces passages à l'acte puisque presque la moitié des cas (47 ,6%) sont concernés, en accord avec ce qui est indiqué dans la littérature. Dans la série de cas présentés par Kraya (42), deux concernent des situations de parents maoris victimes de délire mystique et de persécution avec des violences extrêmes sur les enfants. Dans le 2e cas de la série, dans l'idée de sauver leur famille et le monde de Satan, les parents ont battu à mort un des enfants et ont coupé la gorge et le pénis du deuxième fils puis la mère a aidé le mari à s'égorger. Les mutilations effectuées par les sœurs Papins sur leurs victimes sont également un bon exemple (43).

<u>Figure 4</u> : Eléments criminologiques du passage à l'acte homicide volontaire dans la Folie à deux

Etudes	**Victime intra-familiale**	**Passage à l'acte de concert**	**Overkill/ Mutilations**	**Auteurs : lien de parenté**	**Auteurs : conjoints**
Lacan, 1933 (43) : **N= 1**	0	1	1	1	0
Medlicott, 1955 (46) : **N= 1**	1	1	1	0	0
Greenberg 1956 (45) : **N= 5**	5	4	3	4	0
Tucker and al. 1977 (47) : **N= 1**	1	0	0	0	0
Bourgeois and al. 1992 (48) : **N= 1**	0	0	0	0	0
Kraya and al. 1997 (42) : **N= 4**	4	3	2	1	3
Joshi and al. 2006 **(49)** : **N= 1**	0	1	0	1	0
Kelly and al. 2009 **(50)** : **N= 1**	1	1	1	1	1
Nielssen and al. 2013 (51) : **N= 4**	3	3	1	0	0
Caribé and al. 2013 (52) : **N= 1**	1	1	0	1	0
J. Guivarch and al. 2018 (40) : **N= 1**	0	0	1	0	1
Total (N= 21)	**16 (76,2%)**	**15 (71,4%)**	**10 (47,6%)**	**9 (42,9%)**	**5 (23,8%)**

B) Réflexions psychopathologiques

Depuis les travaux de Lasègue et Falret (15) qui donnent, avec les critères de la contagion, des hypothèses psychopathologiques sur le développement de la folie à deux, d'autres travaux ont suivi. Ceux-ci mettent en avant le rôle du délire dans le maintien de la relation entre les co-délirants, en conservant la cohésion de la dyade isolée du reste du monde, mais aussi les processus d'identification entre les patients primaires et secondaires (16,55).

Un modèle appelé « modèle à deux facteurs » a également été proposé par Nielsen et al. (51) pour comprendre l'émergence des troubles chez le patient primaire et secondaire. Ce modèle explicatif est basé sur des théories plus générales des troubles délirants (56,57). Il propose l'existence de deux facteurs en interaction pour qu'il y ait émergence et maintien du délire. Le premier facteur est une défaillance endogène des capacités de traitement des informations de base, menant à une perception erronée du monde ou de soi. Il s'agit par exemple de défaillances des systèmes sensoriels avec les hallucinations. Le deuxième facteur entrant en jeu est la présence de distorsions/biais dans les processus cognitifs avec le rôle majeur de la capacité à évaluer de manière critique les croyances. On peut citer dans ces distorsions le biais d'attention avec ruminations morbides dans les dépressions sévères.

Ce modèle peut être rapproché des conceptions de Spinoza (58), qui affirme que la raison a besoin des sensations perçues par l'intelligence, qui va former des idées et permettre la volonté. Une raison conservée et une volonté libre nécessitent donc l'intégrité de toutes ces composantes, de la sensation, en passant par le traitement et l'interprétation de celles-ci, jusqu'aux associations et formations d'idées.

Dans la folie à deux, nous pouvons ainsi voir des patients primaires avec des défaillances concernant les deux facteurs, pour les délires les plus florides. Mais le patient primaire peut également n'avoir que des défaillances du 2e facteur, c'est-à-dire présenter un délire plus restreint et systématisé, basé sur un postulat de base erroné avec un déficit de capacité à critiquer cette croyance. Il s'agit dans cette dernière situation de délires de persécution (paranoïaques), plus simples à communiquer. Greenberg (45) en s'appuyant sur les travaux de Magnan (59) montre que ce type de délires s'étend plus facilement en dehors du cercle familial, le sujet se faisant défenseur de la justice, victime des autorités. Cette position couplée à l'absence ou la rareté des autres symptômes qui handicapent les patients schizophrènes rendent la sympathie et l'adhésion au délire plus aisées.

Nielsen et al (51) précisent par ailleurs que le partenaire secondaire va généralement tomber dans la catégorie des défaillances du 2e facteur, mettant en avant le rôle central de cette capacité d'évaluation critique. Celle-ci peut être grandement impactée par des phénomènes de « contagion sociale » normale, comme l'acceptation automatique d'informations communiquées par des autorités respectées. On peut voir une dérive de ce phénomène sur internet, où une grande part de la population générale est concernée par ces phénomènes d'acceptation sans critique d'informations souvent biaisées et de source opaque.

Dans le présent travail, nous allons passer en revue spécifiquement les résultats des réflexions sur la dynamique psychique du passage à l'acte homicide dans les cas de folie à deux.

L'hypothèse la moins spécifique de ce trouble, puisqu'elle peut se généraliser à de nombreux passages à l'acte de patients psychotiques, mais aussi à des individus indemnes de troubles psychiatriques caractérisés, est la fonction défensive de la violence (42,51,52). La particularité des situations de troubles psychiatriques étant que le sentiment de danger prend naissance dans des idées délirantes et/ou des hallucinations. Dans leur article présentant une femme (patiente primaire et son mari patient secondaire) atteinte de syndrome d'Ekbom (ou délire d'infestation parasitaire), Bourgeois et al. (48) expliquent comment cette patiente avait fini par attribuer l'origine de ses symptômes à la malveillance de son médecin traitant, au bout de deux ans de harcèlement sans obtenir d'aide, conduisant ainsi à une tentative d'homicide avec un fusil de chasse dans un but défensif. Par la suite, la détresse et le désespoir de la patiente l'avaient poussée à retourner cette violence contre elle-même, avec plusieurs tentatives de suicide dans un contexte de résistance aux traitements.

Un autre mécanisme psychopathologique relevé dans la littérature est celui de la rupture d'équilibre de la dyade avec la menace de la séparation (40,46). Comme nous l'avons vu dans la partie précédente, ces situations ne sont pas fréquentes, mais peuvent entraîner des conséquences dramatiques. Nous citerons ici le cas présenté par Medlicott (46), très médiatisé en Nouvelle-Zélande et qui a donné lieu au film « Heavenly Creatures » (60), de deux adolescentes ayant assassiné la mère de l'une d'elles afin d'éviter leur séparation.

Nous pouvons maintenant aborder plus en détail trois mécanismes plus précis qui apportent un éclairage psychopathologique essentiel pour comprendre la dynamique en jeu dans ces situations cliniques.

a) La projection de l'hostilité

Pulver et Brunt (61) ont publié en 1961 un article éclairant sur les mouvements des affects entre le patient inducteur du délire et le patient secondaire. Le point de départ était l'observation de sentiments ambivalents au sein de la dyade avec la présence d'une hostilité plus ou moins masquée cohabitant avec des sentiments de culpabilité et d'anxiété.

Ils décrivent dans un certain nombre de cas ce qu'ils qualifient de relation « pré-psychotique » où le patient primaire est dépendant du patient secondaire, avec peu de sources externes de gratifications. En termes psychanalytiques, il s'agit d'un mode relationnel oral. Il y a en retour une gratification pour le partenaire secondaire, mais qui investit généralement la relation sur un mode moins dépendant. L'hostilité du patient primaire va croitre lorsqu'il va sentir que son partenaire profite de sa dépendance affective, avec par exemple des comportements de contrôle excessif, des abandons ou des demandes excessives. La peur du patient primaire de perdre cette relation le pousse inconsciemment à se défendre de cette hostilité émergente par un mécanisme de projection.

L'hostilité est projetée sur un objet externe à la relation (par exemple une autre personne de la famille, un voisin…etc) qui va devenir au centre d'un délire, le plus souvent paranoïaque. Le patient primaire a besoin dans ce processus du soutien de son partenaire qui doit accepter le délire. Dans le cas contraire, quand le partenaire oppose des doutes ou une résistance, la défense projective s'affaiblit et le sujet primaire devient plus directement et ouvertement hostile. Cette hostilité recentrée sur le partenaire provoque une anxiété extrême chez lui avec le risque de disparition d'une relation gratifiante, mais aussi l'accroissement de culpabilité des abus relationnels antérieurs.

C'est ici que se situe le point de bascule, car le niveau d'hostilité du patient primaire va augmenter et donc en miroir l'anxiété et la culpabilité du partenaire jusqu'à un niveau intolérable où celui-ci va accepter le délire pour réduire la tension.

Le 2e cas de l'article de Pulver et Brunt (61) montre bien l'importance de cette culpabilité. Il s'agit de Sarah, une mère obsessionnelle, surprotectrice qui noue une relation symbiotique avec sa fille Sheila, renforcée par les problèmes de santé de l'enfant. Cette dernière, malgré des périodes de rébellion, n'a jamais réussi à prendre de la distance. Lorsque son délire de spoliation s'est développé, la mère, devant l'hostilité initiale de sa fille et la crainte d'en être la cible, a fini par adhérer au délire. À chaque explosion de colère de Sheila, sa mère acceptait un peu plus le système délirant jusqu'à l'adhésion totale. Ce sont les tantes de Sheila, désignées comme fomentatrices de la spoliation, qui servaient d'objet externe sur lequel projeter cette hostilité. Plus tard, lorsque les deux patientes seront hospitalisées séparément, Sarah exprimera sa culpabilité maternelle en ayant besoin de réassurance sur le fait qu'elle n'ait pas causé la maladie de sa fille. Dans son discours, elle éprouvera la nécessité de convaincre son interlocuteur (et probablement se convaincre elle-même) que toutes les restrictions, bien qu'excessives, imposées à Sheila pendant l'enfance avaient été mises en place pour suivre les recommandations des médecins.

C'est en déviant l'hostilité du patient, en la redirigeant vers un objet externe, et donc en rétablissant la défense projective que le partenaire secondaire arrive à apaiser sa culpabilité et à retrouver une relation gratifiante avec le sujet délirant, devenu à présent co-délirant. Le patient secondaire peut alors lui-même exprimer sa propre hostilité envers le patient primaire dans la même forme projetée.

b) L'identification à l'ennemi

Toujours dans l'article de Pulver et Brunt (61), est avancé ce concept. Il s'agit d'un terme créé par Thompson (62) à partir des travaux sur l'identification à l'agresseur de Ferenczi (63) et d'Anna Freud (64). Dans l'identification à l'agresseur, le patient se protège d'une agression (réelle ou redoutée) en s'identifiant à l'individu craint pour partager sa source de pouvoir. En réalité, Sigmund Freud dans « Au-delà du principe de plaisir » (65) montrait déjà en 1920 comment ce mécanisme de défense permettait aux enfants d'assimiler les évènements désagréables ou traumatisants de l'enfance. Il prenait comme exemple le fait qu'après des examens médicaux désagréables, les enfants reproduisaient dans leurs jeux ces mêmes examens, afin de passer d'une position passive à une position active. Freud démontre ainsi qu'en en jouant le rôle de l'agresseur, empruntant ses attributs et imitant ses agressions, l'enfant se transforme de menacé en menaçant.

Les processus d'identification à l'agresseur décrits par Ferenczi permettent plus particulièrement de comprendre les situations d'enfants victimes de violences. L'enfant s'identifie et introjecte l'agresseur pour assurer sa survie psychique. Il devient un enfant qui obéit mécaniquement et même qui anticipe les désirs de l'agresseur. Sa vie sexuelle peut s'inhiber ou prendre des formes perverses, il peut parfois devenir un abuseur sexuel d'un autre enfant.

La notion d'identification à l'ennemi est une variante clinique qui se rapproche plus du concept de Ferenczi, qui explique mieux les situations en jeu dans la folie à deux. Ce mécanisme de défense est basé sur la peur, mais avec l'espoir d'apaiser l'agresseur en acceptant son point de vue plutôt que pour partager son pouvoir.

On peut voir dans l'article de Tucker and al. (47) la pression psychologique exercée sur son fils (Bobby, 10 ans) par une mère souffrant d'un délire de persécution. Après la séparation avec le père, ils déménagent et elle commence à dire à Bobby que son père veut les assassiner, le gardant éveillé la nuit dans la crainte que des lames de rasoir ou du poison aient été cachés. À la suite d'une période de résistance, le fils finit par céder aux idées délirantes. Il va alors aller seul jusque chez son père pour mettre le feu à la maison. Il pourra dire, une fois hospitalisé, qu'il savait initialement que ce que lui disait sa mère n'était pas possible, étant donné la distance où vivait le père, mais qu'il craignait des violences en cas de désaccord. Au fur et à mesure de la thérapie, il abordera directement la peur inspirée par sa mère avec des recrudescences majeures d'anxiété lorsque, par erreur, une lettre de celle-ci lui a été transmise.

On voit déjà ici se dessiner les contours d'un phénomène évoqué dans l'introduction : l'emprise, dont les mécanismes vont conduire à une soumission résignée du sujet et à son obéissance. Nous explorerons cette piste appliquée à la folie à deux dans la dernière partie.

Un autre mécanisme psychologique peut participer à la compréhension de ce cas clinique, qui fera le lien avec la partie suivante. C'est la concordance des buts entre le désir inconscient du fils de tuer la figure paternelle, afin de posséder la mère dont il était très proche et le même désir chez cette dernière qui était elle-même très proche de sa propre mère et qui identifiait son ex-mari à son propre père. En termes psychanalytiques, il s'agirait d'une concordance entre le désir de victoire œdipienne du fils et de l'œdipe négatif de la mère.

c) La concordance des buts

Nous avons vu que Tucker and al. (47) ont parlé explicitement de ce mécanisme, nommant cela (en anglais dans le texte) « *a fit in the dominant and passive partners unconscious motivations* » (une concordance entre les motivations inconscientes des partenaires dominant et passif).

Cette concordance entre les désirs inconscients du patient primaire et du partenaire secondaire se rapproche de la notion d'identification et avait déjà été décrite par Greenberg (45) en 1956 sans le nommer formellement. Il s'agissait d'un cas de matricide où le fils, souffrant d'un délire mystique et de persécution dirigé contre sa mère, avait tué celle-ci avec un tisonnier avant que le père ne la décapite. Cet évènement était survenu après une dispute animée entre la mère et le fils sur la thématique religieuse.

L'enquête auprès de l'entourage permettait de décrire la mère comme une femme de caractère difficile, dominant le père et le fils. Le père étant plutôt soumis et effacé, ayant souffert d'épisodes dépressifs, mais sans éléments délirants.

Le fils avait depuis l'adolescence des pulsions hétéroagressives envers sa mère, puisqu'il souffrait notamment d'hallucinations acoustico-verbales avec injonctions de passage à l'acte. Il avait à 18 ans retourné cette agressivité contre lui-même par phlébotomie cervicale. Des idées délirantes de possession démoniaque de la mère ont commencé à se développer chez le patient, ancrées sur des éléments de réalité. Il décrira avoir fait le lien avant le passage à l'acte entre les états dépressifs du père et le « pouvoir » de la mère. Dans sa déposition à la police, il décrira avoir remarqué que son père était « encore effrayé d'elle » quand celui-ci est arrivé sur la scène de crime. À noter qu'avant le passage à l'acte, le fils avait surligné un verset de la Bible racontant la décapitation de Goliath par David.

Greenberg évoque dans ce cas clinique un « phénomène de résonance » entre les fantasmes inconscients du fils et du père. En effet, les deux patients possédaient une hostilité latente de longue date envers la mère, que le fils avait réussi auparavant à rediriger sur lui-même. Cependant, la dernière querelle ayant précédé le passage à l'acte avait excité l'agressivité du fils à un degré ayant dépassé ses capacités d'adaptation. Le texte biblique surligné par le patient montre le probable fantasme qu'il nourrissait d'être le David, champion d'inspiration divine, luttant et terrassant le terrible Goliath, représenté par sa mère.

L'hostilité latente du père semble avoir été mobilisée par le passage à l'acte du fils, lui permettant d'agir à son tour, dans un état de dissociation temporaire et sous la direction de son fils, le fantasme de décapitation.

Troisième partie :
La folie à deux face à l'expert

I - L'expertise psychiatrique pénale

Lorsqu'une plainte a été déposée ou qu'une infraction a été constatée, plusieurs phases de la procédure pénale, résumées dans la ***figure 5***, vont pouvoir donner lieu à des examens psychiatriques (66).

Initialement, à la phase d'enquête (par la police ou la gendarmerie), sous l'autorité du parquet (Procureur de la République), un sujet mis en cause pourra être mis en garde à vue. Dans ce cadre, un examen de compatibilité avec la garde à vue peut être demandé (article 63-3 du Code de procédure pénale) et l'autorité judiciaire (Officier de Police Judiciaire ou Procureur de la République) peut réquisitionner un psychiatre pour cet examen. L'audition publique de janvier 2007 sur l'expertise psychiatrique pénale (67) rappelle que cet examen doit « être considéré comme un examen psychiatrique de premier contact ayant essentiellement un but diagnostique et non comme une expertise psychiatrique approfondie ». Le certificat ainsi produit à l'issue de l'examen n'est pas considéré comme une expertise.

Bien que la réquisition comprenne dans la plupart des cas l'ensemble des questions classiques d'une expertise, les recommandations de la commission d'audition à ce stade sont de s'en tenir à la recherche d'une pathologie psychiatrique, d'évaluer la nécessité de soins immédiats ainsi que leur modalité (nécessité d'une hospitalisation ?) et de recommander si nécessaire la réalisation d'une expertise psychiatrique à distance.

À l'issue de cette phase d'enquête, il y avoir plusieurs issues :

- Un classement sans suite si un ou plusieurs éléments constitutifs de l'infraction ne sont pas caractérisés : élément légal (existence d'un texte pour l'infraction), élément matériel ou élément moral (attitude psychologique dc l'auteur vis-à-vis de la commission des faits, qu'il ait agi avec intention autrement dit le dol ou qu'il ait agi involontairement en commettant une faute). Pour ce qui concerne notre discipline psychiatrique, le trouble psychique peut être retenu à l'issue d'une expertise psychiatrique comme cause excluant l'élément moral, comme nous allons le voir dans la suite de notre développement.
- L'ouverture d'une information judiciaire sous l'autorité d'un juge d'instruction lorsqu'il y a suffisamment d'éléments.
- Une comparution immédiate qui sert à juger des faits simples et clairs ne nécessitant pas une enquête approfondie.
- Une alternative aux poursuites

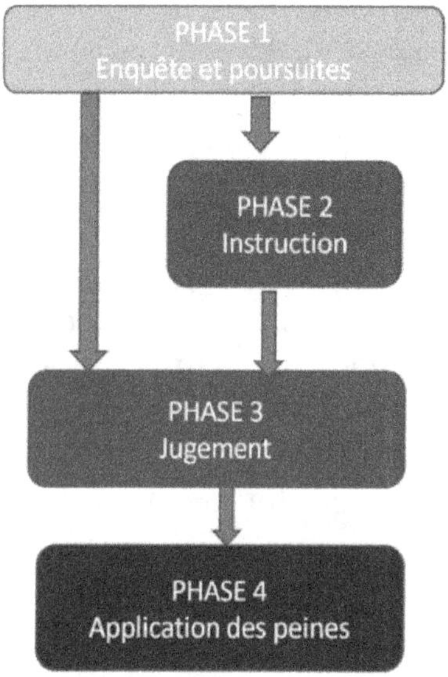

Figure 5 : Les phases de la procédure pénale

Toutes les expertises réalisées avant le jugement sont appelées expertises « pré-sentencielles », régies par différents articles du Code de Procédure Pénale (ou CPP) (art. 60 CPP, art. 77-1 CPP, art.81 CPP, art. 156 à 169-1 CPP). Certaines infractions, comme celles de nature sexuelle, sont d'emblée considérées comme nécessitant obligatoirement une expertise psychiatrique avant tout jugement de fond (art. 706-47-1 CPP).

Les expertises pré-sentencielles (ainsi que les expertises demandées au stade du jugement) interrogent principalement le psychiatre sur la notion centrale de discernement au moment des faits, pouvant conduire à l'irresponsabilité pénale du mis en cause au titre de l'article 122-1 du Code Pénal (ou CP). Autour de cette problématique s'articulent d'autres questions de lecture psychodynamique ou psychocriminologique du passage à l'acte. Les expertises « post-sentencielles », c'est-à-dire après le jugement, interrogent plutôt le psychiatre sur l'évolution du sujet et sur l'évaluation de sa dangerosité. Dans ce travail, nous laisserons de côté cette dernière partie pour nous focaliser sur le problème de la clinique du discernement relatif à notre sujet d'étude.

Le docteur en droit Léon Riboud nous rappelle dans un essai publié en 1884 sur *L'irresponsabilité des aliénés dits criminels* (68) que la responsabilité correspond au fait de répondre de ses actions, il s'agit d'une notion issue de la science morale, tandis que l'imputabilité est son pendant juridique. Ces deux notions sont liées puisque les faits ne nous sont imputables que lorsque nous en avons à répondre et inversement.

Riboud souligne la pensée de Leibniz considérant que c'est grâce à la raison que l'homme est libre, la liberté consistant dans « le juste usage de la raison ». Le fou, en perdant contact avec la réalité, perd le juste usage de sa raison et donc sa liberté. Cela permet à Riboud d'avancer *« si l'homme est un être responsable, c'est qu'il est raisonnable. La raison est donc le criterium de la responsabilité humaine »* (68).

L'irresponsabilité pénale se conçoit en droit pénal français au travers de l'intentionnalité du crime et du délit. L'article 121-3 alinéa 1er du Code pénal prévoit qu'il *« n'y a ni crime ni délit sans intention de le commettre »*. Tout crime ou délit est par conséquent normalement intentionnel sauf mise en danger délibérée, imprudence, négligence, manquement à une obligation de prudence ou de sécurité prévue par la loi et le règlement.

Les exclusions de la faute sont envisagées autour des causes objectives d'irresponsabilité (justification fondée sur une injonction ou justification fondée sur une permission) et les causes subjectives d'irresponsabilité (cause présumée : la minorité et cause non présumée).

Les causes subjectives ou les « causes de non-imputabilité » touchent à l'élément moral des infractions, à la différence des causes objectives qui renvoient aux « faits justificatifs », relatifs à la matérialité.

L'article 122-1 alinéa 1er du Code pénal dispose que : *« N'est pas pénalement responsable la personne qui était atteinte, au moment des faits, d'un trouble psychique ou neuropsychique ayant aboli son discernement ou le contrôle de ses actes »*. Le trouble mental lié à l'absence de discernement fait partie des causes subjectives d'irresponsabilité, ou autrement appelées causes de non-imputabilité (touchent à l'élément moral).

Le principe de l'irresponsabilité pénale tel que défini dans le Code pénal est donc précis : sa nature juridique est bien une non-imputabilité et il s'agit de la déterminer au moment des faits, c'est à ce sujet que l'expert psychiatre est interrogé. Toutefois, la loi permet artificiellement au psychiatre de se dégager de ces questions juridiques (imputabilité) et morales (responsabilité) par l'utilisation du terme « discernement », qui se retrouve en pratique n'être qu'une traduction dans la science médicale des termes précédents. On peut donc considérer que le travail de l'expert psychiatre consiste à évaluer le degré d'imputabilité de la folie à l'acte, ce qui est renforcé par l'article 122-1 alinéa 2, qui demande à l'expert d'évaluer une éventuelle altération du discernement.

La revendication d'une médicalisation de la responsabilité en matière pénale est ancienne. On la retrouve déjà chez le médecin du XVIe siècle Jean Wier, dans les procès de sorcellerie où il condamne les sentences des tribunaux de l'Inquisition, soutenant l'existence d'un état pathologique chez ces femmes et préconisant des soins (69). Plus tard, au XVIIe siècle, Zacchias, en tant que médecin légiste, réclame un examen médical pour chaque fou à juger et une exonération de peine rendant possibles les soins (70).

Cependant, il faut attendre la fin du XVIIIe siècle pour que la procédure pénale commence à recourir à un auxiliaire spécialiste, les juges s'estimant jusque-là, en tant qu'individus doués de raison, tout à fait capables de reconnaitre les fous (71). Des écrits du début du XIXe siècle, comme celui d'Elias Regnault *Du degré de compétence des médecins dans les questions judiciaires relatives aux aliénations mentales* (72) témoignent de cette défiance de la justice envers la discipline émergente de psychiatrie légale.

Le développement d'un corpus théorique et clinique psychiatrique, avec la publication du traité médico-philosophique de Pinel en 1801 (7) et la constitution d'une science à part entière, notamment via des classifications des troubles psychiques, va permettre l'entrée des psychiatres dans les tribunaux. L'article 64 du Code pénal Napoléonien de 1810 qui dispose : *« Il n'y a ni crime ni délit, lorsque le prévenu était en état de démence au temps de l'action, ou lorsqu'il a été contraint par une force à laquelle il n'a pu résister »* laisse l'opportunité aux aliénistes de l'époque d'exercer et développer leur art. En effet, les élèves de Pinel vont pouvoir mettre à l'épreuve les connaissances acquises de l'expérience clinique et continuer à transformer, enrichir et parfois abandonner certaines nosographies et concepts. Un bon exemple de ces évolutions est le travail d'Esquierol sur le concept de monomanie homicide (30) qui va être très controversée, pour finir par être abandonné suite aux travaux de ses successeurs. L'histoire de la psychiatrie est donc intimement liée à celle de la psychiatrie légale qui va permettre d'établir une réelle légitimité à notre discipline (73).

Les progrès de la psychiatrie en tant que science permettent donc des évolutions législatives et l'expertise psychiatrique va donc faire le lien entre l'article 64 du Code pénal de 1810 et la loi du 30 juin 1838 organisant le placement d'office des malades dangereux. Le Code de 1810 va opérer une scission entre individus responsables incarcérés et individus irresponsables-internés (en placement d'office). Le sujet irresponsable est hospitalisé dans les mêmes conditions que l'aliéné non délinquant et la seule reconnaissance d'un état d'aliénation conduit à l'internement (71,74).

Par la suite, le développement de la clinique psychiatrique, basée alors principalement sur la simple identification du malade mental contenu dans l'asile, va s'orienter vers une psychiatrie dotée de nouveaux moyens thérapeutiques (découverte des propriétés sédatives de la chlorpromazine par Laborit et utilisée en psychiatrie par Delay et Deniker en 1952), ouvrant la voie de la désinstitutionnalisation. Le projet de soin des malades mentaux se retrouve alors transformé, l'hospitalisation ne répondant plus qu'au besoin de prise en charge des phases aiguës, avant l'étape de la réhabilitation sociale.

Dans ce contexte, un nouvel équilibre est recherché entre le Code pénal, le Code de la santé et le Code de procédure pénale :

- Le Code pénal qualifie les faits, détermine le fondement de l'irresponsabilité du malade mental
- le Code de la santé encadre les modalités de soins sans consentement après une déclaration d'irresponsabilité pénale en raison de troubles mentaux
- le Code de procédure pénale encadre les soins pénalement ordonnés des personnes condamnées en milieu ouvert (notamment le délinquant malade mental responsable)

Le Code pénal de 1994 remplace l'article 64 par l'article 122-1 qui va donner la définition moderne de l'abolition du discernement pour trouble mental. Avec la loi d'internement rénovée en 1990 (Loi Evin) puis en 2011 et 2013, cette refonte des codes est à l'origine de la « solution Française » pour la recherche de l'équilibre entre santé et justice (74). Elle est caractérisée par :

- Deux niveaux d'impact sur la responsabilité dépendant de l'état clinique du sujet au moment des faits (article 122-1 du CP) : abolition ou altération du discernement.
- L'hospitalisation n'est plus l'unique modalité de soins sans consentement, même pour les SDRE, avec remplacement des termes « Placement d'Office » (PO) puis « Hospitalisation d'Office » (HO) par le terme « Soins à la Demande d'un Représentant de l'Etat » (SDRE) et par la création de programmes de soins permettant de poursuivre les soins sans consentement en ambulatoire.
- Le juge pénal donne le relais au juge administratif, le préfet, qui est le seul à gérer la mesure d'internement du malade mental en cas de décision d'irresponsabilité pénale.
- Il n'y a pas de contrôle du juge pénal des modalités de levées du SDRE, mais le procureur de la République peut s'opposer à sa levée sous forme d'un appel avec un effet suspensif.

À noter également que l'article 17 de la loi du 15 août 2014 relative à l'individualisation des peines prescrit une diminution du tiers de la peine en cas d'altération du discernement ou une réduction à 30 ans de réclusion en cas de condamnation à perpétuité (le juge gardant la possibilité en matière correctionnelle de ne pas appliquer cette réduction de peine en motivant sa décision). Cette mise à jour du code étant intervenue pour appuyer le sens du texte initial, suite à l'application dévoyée de l'alinéa concernant l'altération du discernement en alourdissant les peines pour ces sujets, c'est à dire en interprétant à rebours de l'esprit de la loi.

Deux visions se sont toujours confrontées quant à l'évaluation de la responsabilité pénale des individus : ne juger que l'acte et ses conséquences, chaque crime inscrit dans le code ayant une sanction fixée par la loi, ou au contraire individualiser les peines en prenant en compte l'individu, sa capacité et sa volonté dans l'acte criminel. Ainsi, dès le premier siècle de la République sous Hadrien (76-138) apparait la responsabilité dans le droit romain *« Est responsable toute personne qui peut être convoquée devant un tribunal parce que pèse sur elle une certaine obligation, que sa dette procède ou non d'un acte de sa volonté libre »* (71,74). Il s'agit d'affirmer le principe selon lequel la volonté de l'auteur doit être prise en compte et pas uniquement le résultat du crime. Le dol est alors défini comme la volonté de nuire. La responsabilité est donc volitionnelle et l'incapacité dolosive rend le crime non imputable aux impubères ou aux fous dès cette époque.

Jusqu'aux années 1950, il s'agissait pour l'expert simplement de déceler une pathologie psychiatrique chez le mis en cause pour que la proposition d'abolition de discernement et donc d'irresponsabilité pénale en découle naturellement. Or, un certain nombre d'évolutions comme le développement des connaissances psychiatriques et de l'expérience médico-légale, des chimiothérapies et la désinstitutionnalisation des patients ont incité l'expert à se focaliser sur l'état mental du sujet au moment des faits, en tenant compte d'une possible stabilisation des troubles.

Les évolutions judiciaires et législatives vont aller dans ce sens avec déjà en 1885 un arrêt de la Cour de cassation qui pose le principe de l'atténuation de la peine en cas d'altération du discernement. La Cour a considéré qu'*« il n'y a pas violation de l'article 64 du Code pénal dans un arrêt qui condamne un prévenu, tout en constatant, pour justifier la modération de la peine, qu'il ne jouit pas de la somme ordinaire de jugement que caractérise un complet discernement des choses, et qu'il y a en lui un certain défaut d'équilibre qui, sans annuler sa responsabilité, permet cependant de la considérer comme limitée »* (75).

Le garde des Sceaux Joseph Chaumié va confirmer ce principe en adressant en 1905 une circulaire aux parquets généraux pour que soit demandé systématiquement à l'expert « si l'examen psychiatrique et biologique ne révèle pas chez lui des anomalies mentales ou psychiques de nature à atténuer, dans une certaine mesure, sa responsabilité ».

Le tournant législatif a lieu en 1994 avec l'article 122-1 du CP qui pousse définitivement l'expert à réfléchir entre abolition et altération donc à une discussion médico-légale plus exigeante. Cet article traite dans l'alinéa 1 de l'abolition du discernement et dans l'alinéa 2 de l'altération du discernement :

« N'est pas pénalement responsable la personne qui était atteinte, au moment des faits, d'un trouble psychique ou neuropsychique ayant aboli son discernement ou le contrôle de ses actes.

La personne qui était atteinte, au moment des faits, d'un trouble psychique ou neuropsychique ayant altéré son discernement ou entravé le contrôle de ses actes demeure punissable. Toutefois, la juridiction tient compte de cette circonstance lorsqu'elle détermine la peine et en fixe le régime. Si est encourue une peine privative de liberté, celle-ci est réduite du tiers ou, en cas de crime puni de la réclusion criminelle ou de la détention criminelle à perpétuité, est ramenée à trente ans. La juridiction peut toutefois, par une décision spécialement motivée en matière correctionnelle, décider de ne pas appliquer cette diminution de peine. Lorsque, après avis médical, la juridiction considère que la nature du trouble le justifie, elle s'assure que la peine prononcée permette que le condamné fasse l'objet de soins adaptés à son état. »

Déjà avant que cela soit inscrit et donc imposé par la loi, de grands noms de la psychiatrie proposaient de reconnaitre un ensemble de situations cliniques ne relevant pas tout à fait de l'abolition du discernement et militaient pour une discussion médico-légale plus précise. C'est le cas de Gilbert Ballet qui fait en 1903 une synthèse sur l'expertise psychiatrique en avançant : *« Quand un individu [...] sans être aliéné, présente de l'insuffisance des facultés intellectuelles [...] il y a lieu de déclarer que sa responsabilité est atténuée. La folie qui n'existait pas au moment de l'acte peut éclater plus tard, soit pendant l'instruction, soit au moment des débats. L'expert devra rechercher avec soin si la maladie mentale, pour n'être pas manifeste au temps de l'acte, n'existait pas moins déjà »* (76).

Ces bases étant posées, toute expertise psychiatrique pénale doit contenir 3 grands éléments :

- L'établissement du diagnostic actuel
- La reconstruction du diagnostic rétrospectif (état mental au moment des faits)
- L'interprétation médico-légale du lien entre l'état mental au moment des faits et l'infraction, supposant de statuer sur le rapport direct et exclusif entre l'état mental et cette infraction.

La question n'est donc plus seulement d'opérer un tri médico-judiciaire et d'identifier les malades pour qui l'action judiciaire est contre-indiquée, mais d'être bien plus discriminatif dans nos décisions. Comme le rappelle Daniel Zagury « *Pour dire les choses simplement, ce schizophrène qui a violé ou tué a-t-il agi seulement du fait du processus dissociatif, de l'automatisme mental ou de l'envahissement délirant ?* »(77).

Cette exigence de recherche d'un lien de causalité direct et exclusif entre l'infraction et l'état mental n'apparait cependant ni dans la loi ni dans la formulation des questions lors des réquisitions expertales. Il s'agit pour Zagury d'une « jurisprudence expertale » : pour le juriste, la jurisprudence est le principe juridique qui se dégage d'un ensemble de décisions suffisamment concordantes, rendues par les cours et tribunaux sur une même question de droit (78). Dans le domaine de l'expertise psychiatrique pénale, il s'agit évidemment d'une analogie qui a nécessairement ses limites, car on ne peut prétendre pouvoir catégoriser toutes les occurrences, s'agissant du rapport entre un état mental singulier et un acte particulier. Il y a donc bien un espace d'interprétation dans la discussion médico-légale, mais il est nécessaire de s'accorder sur des principes directeurs afin que ceux-ci restent cliniques et que les divergences ne deviennent pas idéologiques.

Cette jurisprudence expertale est par ailleurs consacrée par l'audition publique de 2007 sur l'expertise psychiatrique pénale qui propose : « **L'abolition** du discernement concerne toutes les situations cliniques et médico-légales dans lesquelles l'expert peut mettre en évidence **un lien direct et exclusif entre une pathologie psychiatrique aliénante au moment des faits et l'infraction commise** » (67).

On repère donc une complexification du travail de l'expert avec les contours de la création d'une nouvelle catégorie de délinquants : les criminels anormaux mentaux non irresponsables. Avec les nouvelles exigences de la justice, les attentes qui pèsent sur l'expert s'éloignent de plus en plus du premier niveau d'expertise (analyse purement psychiatrique) pour avoir des éclairages de niveau 2 (analyse psychopathologique du passage à l'acte) voire 3 (analyse psychocriminologique du passage à l'acte). Une demande croissante concernant la qualité de l'expertise donc, mais aussi en termes de quantité puisque le nombre d'expertises est en constante augmentation alors que le nombre d'experts ne cesse de diminuer (79,80) et que les critiques sur la discipline fusent de toute part (74).

II - Une crise de l'expertise ?

Les critiques à l'encontre de l'expertise psychiatrique sont à la fois institutionnelles, structurelles et matérielles (74).

En termes de critiques institutionnelles d'abord, on reproche aux experts le peu d'irresponsabilités pénales proposées et donc une accumulation des malades mentaux en prison.

Le rapport Pradier de 1999 (81) citait des chiffres astronomiques concernant la diminution de l'utilisation de l'article 122-1 du CP *« on est passé d'une proportion voisine de 16% d'accusés, jugés irresponsables au moment des faits au début des années 80, à 0,17 % pour l'année 1997 »*; or ces chiffres sont erronés et entretiennent une confusion. Comme le rappelle la commission d'audition publique sur l'expertise de 2007 (67), il y a « *une relative stabilisation de niveau bas* ».

Senon et al. (74) ont analysé les chiffres de l'annuaire statistique de la Justice et du Rapport Burgelin pour montrer à l'inverse que les classements sans suite pour irresponsabilité pénale *« passent de 2385 en 1998, à 3157 en 2000 et 3294 en 2002, dans une augmentation qui est constante depuis 1998 »*. Dans le même article, il est démontré une croissance des classements sans suite pour *« état mental, déficience »*, qui passent de 4946 en 1998 à 5431 en 2000 et 5773 en 2002.

D'autre part, on peut noter que les rapports dénonçant l'accumulation dans la prison de malades mentaux existent de longue date, qu'il s'agisse d'une méconnaissance de l'expert ou de sujets responsabilisés tout en ayant été reconnus malades. Nous pouvons citer par exemple les rapports de Vingtrinier en 1853, Parchappe en 1865, Bailleul en 1890, Pactet en 1891, Garnier en 1892, Monod en 1894, Taty en 1896, Mabille en 1896 (82) ou encore Régis qui dans son traité de 1909 aborde les aliénés méconnus et les condamnés aliénés criminels (83).

Cela ne remet pas en question le problème de fond de la présence d'un nombre important d'aliénés en détention, comme le montre l'analyse des chiffres de la Direction Générale de la Santé et la Direction de l'Administration Pénitentiaire, coordonnée dans une étude par Frédéric Rouillon et Bruno Falissard. Celle-ci retrouve notamment dans la population pénale entre 3,8 et 7% de schizophrènes incarcérés selon la méthode d'analyse (contre des chiffres autour de 1% en population générale) (74,84). Ces données étant confirmées par les rapports de secteurs de psychiatrie intervenant en milieu pénitentiaire (85,86). Il est toutefois bon de rappeler, comme le souligne la commission d'audition sur l'expertise de 2007 que *« le nombre de malades mentaux et de personnalités pathologiques décompensés en prison est régulé par bien d'autres facteurs que l'expertise pénale. Certains ont décompensé après l'incarcération ou n'ont pas commis l'infraction en cause en réponse exclusive au processus pathologique. Il serait donc vain d'attendre d'un recours accru à l'abolition du discernement la modification d'un tel phénomène de masse »* (67).

Les critiques structurelles mettent en lumière les limites de l'expert qui se cantonne à sa seule discipline pour répondre aux attentes de la justice. En effet, comme nous l'avons relevé plus haut, la mission de l'expertise aujourd'hui sollicite l'expert bien au-delà de sa compétence de psychiatre en lui demandant d'élargir son approche à une analyse psychocriminologique, donc par essence multidisciplinaire (associant notamment les sciences sociales, le droit, la psychologie…). La prise en compte de ces différentes dimensions pour obtenir un regard plus complet du phénomène criminel fait cependant l'objet de certaines formations universitaires (DU, DIU, DESU…) et continues dont peuvent bénéficier les psychiatres. La naissance récente d'une option de psychiatrie légale permettra également de mieux répondre à ces besoins.

Les critiques matérielles enfin concernent la qualité des expertises, le manque de formation des experts et les divergences des psychiatres sur la question du discernement. Ce dernier point a régulièrement défrayé la chronique lors de véritables batailles d'experts, ayant comme effet de ridiculiser la profession (74,87). L'affaire Moitoiret que nous avons citée en introduction et plus récemment l'affaire Halimi en sont de bons exemples (4,88,89).

J.Guivarch et al. ont publié une série de deux articles portant sur les divergences dans l'expertise psychiatrique de responsabilité : le premier article proposant une revue de la littérature (90) et le second comportant une enquête auprès des experts de la Cour d'appel d'Aix-en-Provence (91).

Il s'agissait de retrouver les points de divergence entre les experts et le premier point qui est souligné à l'issue de la revue de la littérature est la pauvreté des données réelles à ce sujet, ce qui contraste avec le ton affirmatif de la presse. Les auteurs ont d'abord rappelé, à travers des études australiennes, l'existence dans d'autres pays d'expertises contradictoires, bien que l'influence de ce système sur la concordance de l'appréciation de la responsabilité pénale en raison d'un trouble mental n'ait pas pu être confirmée en analyse multivariée.

Les résultats permettent d'identifier quelques points principaux de divergences entre experts :

o La discussion médico-légale apparait en premier lieu, plus particulièrement dans les situations complexes. Les auteurs rappellent que la discussion médico-légale oblige l'expert à quitter le terrain strict de la psychiatrie. Il s'agit de *« mettre en relation un état mental avec une infraction. Elle sort donc nécessairement du seul cadre scientifique, pour aborder la clinique de l'acte »* (77). Certains auteurs, comme Bénézech, considérant que l'existence d'un trouble mental sévère devrait suffire pour n'être ni condamné ni incarcéré (92), tandis que Daniel Zagury considère, en accord avec la jurisprudence expertale, que même pour un schizophrène, les conclusions en termes de responsabilité oscillent entre un alinéa 1 et un alinéa 2 en fonction du rapport entre la pathologie et l'infraction.

- Le concept d'altération du discernement, que certains experts pourraient avoir du mal à concevoir et qui souffrirait de l'expression de divergences plus « idéologiques » que cliniques, certains experts se considérant plutôt « abolitionnistes » ou « alterationnistes » alors que Zagury rappelle qu'il s'agit d'un contresens à l'exercice de l'expertise psychiatrique qui doit être *« une école de rigueur clinique et de clarté médico-légale »* (77).

On remarque que les divergences diagnostiques sont plus rares et pourraient être mises en relation avec des sur ou sous-estimations diagnostiques pour justifier les conclusions de l'expertise, ce que Zagury appelle des *« cas de figure de querelle d'experts qui ne devrait jamais se voir »* (87).

Ces constats sont confirmés par le rapport de l'audition sur l'expertise psychiatrique de 2007 qui rappelle *« Certaines divergences de conclusion ne doivent pas aller au-delà d'un écart minime afin de ne pas ouvrir la porte aux jurisprudences personnelles, et secondairement, à la manipulation des experts.* ***Une jurisprudence expertale doit pouvoir s'édifier****. »*(67)

Les hypothèses explicatives sur ces divergences étaient d'abord l'existence d'idéologies chez les experts, mais aussi d'autres causes comme le manque de qualité de certaines expertises et la formation des experts, conditions matérielles et temporalité de l'expertise (temps d'expertise, mais aussi le problème de l'écart entre l'état clinique au moment du passage à l'acte et l'état au moment de l'expertise). Le manque de clarté concernant l'exigence de causalité entre la maladie mentale et le passage à l'acte dans l'article 122-1 du Code pénal est également cité par les auteurs.

Dans l'enquête réalisée auprès de 17 experts de la Cour d'appel d'Aix-en-Provence (91), les psychiatres relatent les mêmes éléments dans leur expérience puisque 76,5 % disaient avoir déjà été confrontés à des divergences expertales reposant selon eux avant tout sur des écoles de pensée ou des conceptions personnelles (64,7 %). L'étude montre également un fait intéressant : l'existence d'un cadre théorique et d'un cadre pratique pour les experts. En effet, en situation d'examen d'un sujet schizophrène accusé d'homicide volontaire, la majorité des experts (58,8 %) évoquait la possibilité en théorie de retenir selon la clinique une abolition, une altération ou un discernement conservé. En pratique cependant, les experts disaient en majorité (52,9 %) ne retenir que deux possibilités, abolition ou bien altération du discernement.

À noter également que pour la moitié des experts, l'existence d'un délire au moment des faits, c'est-à-dire d'une symptomatologie psychotique active, les conduisait à conclure systématiquement à une abolition du discernement.

Il est évident que les courants de la psychiatrie ayant des perceptions différentes de la schizophrénie vont influencer ces divergences. Parmi ceux-ci, deux grands courants sont :

- D'une part issue du modèle du rétablissement, considérant la schizophrénie comme une maladie épisodique avec un bon fonctionnement intercritique (où la responsabilité serait conservée)
- D'autre part des modèles analytiques considérant plutôt la maladie schizophrénique comme chronique ou de structure psychotique avec des décompensations. Il y aurait alors toujours une appréhension modifiée de la réalité, y

compris en intercritique, ne permettant donc pas de retenir une responsabilité complète.

Pour conclure cette partie dont le but était de réfléchir sur la question du discernement dans l'expertise psychiatrique pénale, il est important de rappeler que malgré l'impression donnée par certaines affaires médiatiques qui semblent décrédibiliser l'expertise psychiatrique, une jurisprudence expertale existe, avec une bonne concordance des diagnostics et des interprétations médico-légales pour les troubles psychotiques. Ce sont les situations plus délicates qui créent des divergences entre les experts pour l'interprétation médico-légale : *« Il faut être d'une particulière rigidité pour ne pas comprendre que nous sommes parfois confrontés à des situations limites extrêmement complexes »* (87).

Référons-nous une nouvelle fois la commission d'audition publique sur l'expertise de 2007 pour appuyer notre propos : « ***Le noyau dur du champ de l'abolition du discernement concerne les psychoses délirantes*** *[...]. Mais* ***il existe bien d'autres occurrences*** *médico-légales : bouffée délirante aiguë, état confusionnel, épilepsie, manie, mélancolie, paranoïa délirante, impulsivité de l'héboïdophrène, état onirique, démence, impulsivité aveugle de l'hébéphrène, etc.,* ***pour autant que le seul tableau psychiatrique puisse rendre compte de l'infraction****. [...]* ***Le principe cardinal de l'interprétation expertale doit*** *[...]* ***rester le principe classique de l'irresponsabilité pénale*** *du malade mental* ***quand seule la maladie est à l'origine de l'infraction*** » (67).

Si l'on prend du recul pour observer comment la notion d'abolition du discernement est perçue ailleurs dans le monde, la plupart des pays retiennent ce terme. Bien qu'une « clinique » de l'abolition du discernement ne se dessine pas à l'international, une très forte concordance est retrouvée dans les congrès internationaux de criminologie concernant les malades pouvant être irresponsabilisés quand ils présentent une pathologie avérée en évolution comme la schizophrénie ou le trouble bipolaire (74).

III - L'emprise psychotique : Un nouveau concept

Devant la complexité du problème médico-légal posé par les passages à l'acte dans le contexte de folie à deux et la difficulté pour les experts de trouver des repères pour asseoir leurs conclusions, nous nous proposons de combler ce qui nous apparait comme un manque conceptuel.

Dans une thèse intitulée *Emprise mentale : Implication médico-légale et enquête auprès des experts* en 2020, Delphine Maury(93) citait dans les différentes situations d'emprise les cas de folie à deux. L'auteur précisait « *Ici, l'emprise est développée par une personne souffrant de maladie mentale (cas primaire) sur une autre personne indemne de troubles mentaux initialement (cas secondaire)* ». Nous proposons de compléter cette réflexion pour montrer qu'une analogie est possible entre les définitions classiques de l'emprise et les situations de folie à deux, par la mécanique et le résultat de cette dynamique relationnelle, même si des différences existent au niveau des enjeux pour « l'empriseur » (94). À partir de cette analogie, nous pouvons établir une extension de la définition d'emprise en créant une nouvelle catégorie : l'emprise psychotique, distincte de l'emprise perverse.

Pour notre démonstration, nous allons commencer par définir un concept d'emprise psychotique, à partir du concept général d'emprise, pour montrer que dans la folie à deux, c'est bien une forme d'emprise particulière qui s'opère entre le patient primaire et le patient secondaire. Nous veillerons à bien mettre en évidence les spécificités de l'emprise psychotique et les différences avec les enjeux pervers retrouvés dans l'emprise telle qu'elle a été conceptualisée jusqu'ici.

Enfin, fort de ce nouvel outil, nous pourrons montrer comment il peut se décliner en divers degrés (emprise psychotique complète ou incomplète) qui vont nous guider dans nos conclusions médico-légales lors d'expertises de patients atteints de folie à deux.

A) Définition de l'emprise psychotique

L'emprise psychotique doit s'entendre au sens d'une emprise induite par un sujet psychotique, ce qui imprégnera nécessairement la relation d'une « atmosphère psychotique » bien distincte de l'atmosphère relationnelle perverse. Dans l'emprise psychotique, c'est la folie qui agite son ombre menaçante pour le sujet secondaire, en danger de basculer complètement dans le délire du sujet primaire.

Si nous devons donner une définition claire de l'emprise psychotique, il s'agit d'une relation asymétrique, instaurée entre un sujet atteint de trouble psychotique (appelé ici sujet primaire) et un second sujet (malade ou non, appelé ici sujet secondaire), dans laquelle le sujet primaire prend l'ascendant et se donne pour mission de faire adhérer le sujet secondaire à ses conceptions délirantes. Dans l'emprise psychotique, le sujet primaire est dans une perte de contact avec la réalité, c'est un mécanisme de déni qui est à l'œuvre : déni de réalité et d'altérité. Ceci le rend hermétique aux remises en cause par son partenaire et il va tenter par tous les moyens de lui faire accepter la réalité telle qu'il la conçoit. La relation d'emprise psychotique s'inscrit dans une volonté de fusion du sujet primaire avec son partenaire, rappelant la fusion primaire à la mère, problématique centrale dans les troubles psychotiques. Les tentatives de résistances et d'individuation du sujet secondaire vont se solder par une montée de l'agressivité du sujet primaire, qui va les vivre de manière persécutrice.

Le mécanisme de projection de l'hostilité va permettre de maintenir la relation en redirigeant l'agressivité sur une source extérieure à la dyade.

Les enjeux pour le sujet primaire sont existentiels puisqu'il est guidé par les idées délirantes dont il est convaincu et qui masquent l'angoisse psychotique : angoisse de néantisation réveillée par le risque de la perte de son partenaire.

Des conditions de contact prolongé, avec une certaine forme d'isolement du reste du monde, sont nécessaires pour la mise en place de cette emprise psychotique.

Lorsque le sujet secondaire est initialement indemne de trouble psychiatrique, nous sommes alors face à des situations correspondant à une folie à deux. L'emprise psychotique va pouvoir rester incomplète s'il s'agit de folie à deux imposée, car le sujet secondaire ne développe pas de pathologie psychiatrique propre et se rétablit à la séparation de la dyade. Dans les cas de folie à deux communiquée, l'emprise psychotique est complète puisqu'elle débouche sur le développement d'un trouble psychotique chez le sujet secondaire, qui restera malade à la séparation de la dyade.

Les autres situations de délires partagés tels que décrits dans l'introduction de cette thèse (folie simultanée et folie induite) peuvent dans certains cas correspondre à des situations d'emprise psychotique, si les critères de l'emprise sont retenus (ce qui n'est pas toujours le cas).

La ***figure 6*** permet de résumer comment s'articule le concept d'emprise psychotique avec les délires partagés.

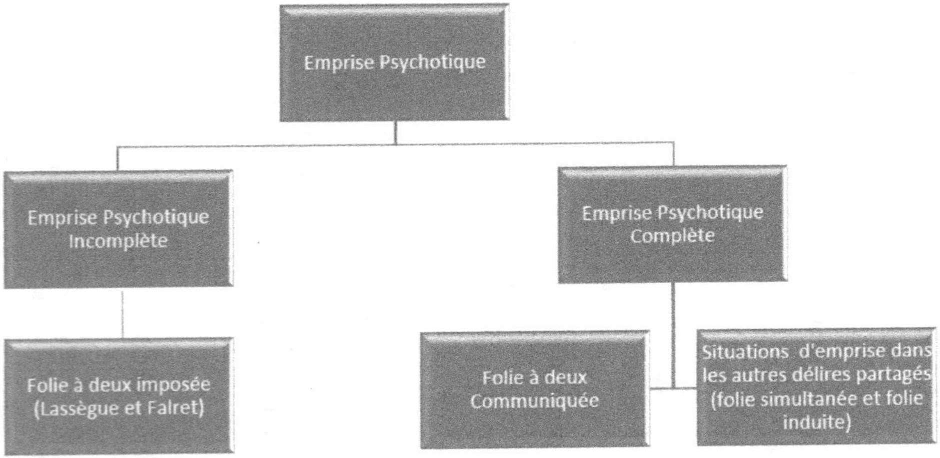

__Figure 6__ : Le concept d'Emprise Psychotique

B) De l'emprise à l'emprise psychotique

Analysons maintenant comment notre concept d'emprise psychotique s'articule avec le concept plus général d'emprise dans la littérature scientifique.

a) L'étymologie

« Emprise » est un terme qui vient du latin *imprendere* (prendre), utilisé comme substantif du verbe emprendre, synonyme du verbe entreprendre. L'étymologie est donc marquée par deux dimensions complémentaires : la prise (au sens de l'action aboutie de saisie, d'appropriation de l'espace psychique) et l'entreprise (au sens du projet, de la mise en œuvre de stratégies visant au but) (95).

Le langage juridique illustre bien ces éléments en définissant l'emprise comme l'action de prendre par expropriation une propriété privée immobilière. Il s'agit donc d'une action d'appropriation par dépossession de l'autre.

Dans la folie à deux, situation paradigmatique de l'emprise psychotique, c'est bien cela qui se passe, puisque le patient primaire, délirant, va chercher à s'approprier l'espace psychique du sujet secondaire dans son désir de fusion. Le partenaire se retrouve donc dépossédé dans sa capacité à penser par lui-même, induit à coller au délire du patient primaire.

b) Retour au concept général d'emprise

Dans le champ de la psychopathologie, Roger Dorey est auteur d'un texte de 1981 intitulé *La relation d'emprise* (96) qui reprend la genèse et les évolutions conceptuelles de l'emprise. Il rappelle que c'est Freud en 1905 qui introduit dans les *Trois essais sur la théorie sexuelle* ce terme (*bemächtigung* en allemand) pour décrire une pulsion spécifique, non sexuelle (97). La notion reste très ambiguë, ce qui permet à R. Dorey de décentrer les réflexions d'un simple fonctionnement individuel. Cela pour faire émerger une théorie de l'emprise se basant du point de vue de l'intersubjectivité, de la relation à l'autre : un *« agencement complexe de la relation à l'autre, dont la dynamique pulsionnelle reste entièrement à préciser »* (98). Autrement dit, on passe de l'activité d'une seule tendance à une conceptualisation de relation d'emprise. L'auteur propose la définition suivante :

« Dans la relation d'emprise, il s'agit toujours et très électivement d'une atteinte portée à l'autre en tant que sujet désirant qui, comme tel, est caractérisé par sa singularité, par sa spécificité propre. Ainsi, ce qui est visé, c'est toujours le désir de l'autre dans la mesure même où il est foncièrement étranger, échappant, de par sa nature, à toute saisie possible. L'emprise traduit donc une tendance très fondamentale à la neutralisation du désir d'autrui, c'est-à-dire à la ***réduction de toute altérité****, de toute différence, à l'abolition de toute spécificité, la visée étant de ramener l'autre à la fonction et au* ***statut d'objet entièrement assimilable****. »* (96)

Il précise donc que la visée essentielle est de réduire toute différence pour éviter l'angoisse que ferait surgir le désir de l'autre. Ce désir révèle en effet le manque d'objet, correspondant au souvenir douloureux et refoulé du manque dans l'environnement maternel primaire. La mère devant être entendue non pas dans un sens strictement biologique, mais au sens large de « figure maternelle », en lien avec cette fonction. Ce manque, résultat de carences ne permettant pas à l'enfant de construire un narcissisme sécure, ne peut pas être représenté par le patient. On se place ici dans une perspective développementale avec l'existence d'une emprise chez chacun d'entre nous à des degrés variables, comme moyen de défense archaïque tendant à renouer l'unité originaire. Il s'agirait d'un vestige d'un « appareil à emprise », nécessaire au développement de l'enfant, avec la fonction des yeux, de la bouche et des mains pour garder l'objet à proximité, sous contrôle (98,99).

Cette emprise est mutuelle entre la mère et le nouveau-né et les théories de l'attachement des auteurs du XXe siècle, notamment D.Winnicott et J.Bowlby (100,101), renforcées ensuite par les travaux de neurobiologie (102), vont montrer que l'enfant a d'abord besoin d'un lien privilégié à un « caregiver » pour son bon développement. Il doit passer par une phase de dépendance absolue avant d'obtenir son autonomie.

Par trois fonctions essentielles, la mère exerce une emprise : le holding (caractérisé par la manière dont la mère soutient et porte l'enfant, physiquement et psychiquement), le handling (maniement du corps, manière dont il est soigné, changé, baigné afin de se constituer une intériorité et des limites corporelles) et l'object presenting (capacité de présenter à l'enfant au bon moment ce dont il a besoin).

Selon A.Eiguer (103), l'emprise maternelle est nécessaire à l'établissement d'une base sécure, la mère « suffisamment bonne » (pour reprendre l'expression de Winnicott) permettant de sécuriser suffisamment l'enfant, dans une séduction nuancée, pour lui permettre l'émergence de sa propre pulsion, différenciée.

Dans cette continuité, nous pouvons dire avec JC. Maes (104) que l'emprise est un processus relationnel qui n'est pas automatiquement pathologique ou pervers. Il s'inscrit dans un *continuum* qui peut aller jusqu'à la perversion du lien d'emprise.

Lorsque ce lien d'emprise est perverti, on observe une séduction maternelle inappropriée, alternant conduites séductrices tendant à l'unification, et conduites destructrices faites de rejet et d'abandon. L'insécurité de l'enfant face à cette figure maternelle exclusive et angoissante entrave le processus de séparation et ne permet pas l'accès à l'altérité puisque la triangulation œdipienne par le père est impossible. Le développement vers l'individuation se trouve donc perturbé par les pathologies de l'emprise qui proviendraient alors d'échecs de ce travail d'emprise premier, par l'activation trop forte de l'angoisse de fusion/séparation.

Si nous voulons être rigoureux dans les termes employés, nous devons rappeler des distinctions concernant le concept de perversion. Tout d'abord différencier avec C.Balier la perversion sexuelle de la perversité (105) ou perversion narcissique pour P-C. Racamier (106).

c) Emprise et perversion

La perversion (107) (du latin PER VERTERE = déformer, détourner de sa nature, retourner) est à l'origine un terme religieux (dans l'Ancien Testament) pour qualifier ceux qui se détournent de la religion puis rapidement prend une connotation négative de personne mal intentionnée, qui corrompt les esprits. Cette connotation morale va longtemps rester dans les esprits et la première utilisation psychiatrique du terme arrive au milieu 19e siècle par Magnan concernant les « perversions sexuelles » (108). Richard KRAFFT- EBING est à l'origine du concept moderne de perversion sexuelle qu'il définit dans *psychopathia sexualis* en 1886(109) comme une satisfaction érotique dont la conservation de l'espèce n'est pas l'objectif, il parle « *d'anomalies des pulsions de reproduction de l'espèce* ».

S.Freud va proposer une théorisation de la perversion à partir de ses recherches sur le narcissisme et introduire la notion de « clivage du moi » au centre de cette problématique (110). La perversion apparait alors comme un mécanisme évitant l'angoisse de castration par le déni, permettant à une partie de l'individu d'occulter la différence des sexes et être dans la toute-puissance, tandis qu'une autre partie de l'individu, clivée, reste adaptée à la réalité. Ceci constitue les fondements de la théorisation psychanalytique de la perversion.

À partir de cette base, deux dimensions sont distinguées par C.Balier (105):

- **La perversion sexuelle**, décrite par Freud comme une déviation de l'acte sexuel relative à l'objet ou au but, nommée sous le terme de **paraphilie** dans le DSM-III en 1980 (111).

La cinquième édition du DSM définit les paraphilies comme des « *fantaisies imaginatives (fantasmes) sexuellement excitantes, des impulsions sexuelles ou des comportements survenant de façon répétée et intense, et impliquant des objets inanimés, la souffrance ou l'humiliation de soi-même ou du partenaire, des enfants ou d'autres personnes non consentantes, et qui s'étendent sur une période d'au moins six mois* ». (25)

Huit catégories de paraphilies sont mentionnées ainsi qu'une catégorie « *paraphilie non spécifiée par ailleurs* » permettant de classer d'autres comportements sexuels déviants moins fréquents. Le terme de trouble paraphilique a été introduit lorsqu'en lien avec les fantasmes, on retrouve une détresse ou une altération du fonctionnement chez l'individu ou une paraphilie dont la satisfaction a entraîné un préjudice personnel ou un risque de préjudice pour d'autres personnes.

- **La perversité** (ou perversion narcissique), terme proposé par des auteurs comme C.Balier, PC. Racamier et J.Bergeret (105,106,112), correspondant à une organisation de la personnalité du côté du narcissisme. Paul-Claude Racamier la définit comme « *le besoin et le plaisir prévalents de se faire valoir soi-même aux dépens d'autrui* », le pervers se nourrissant du narcissisme d'autrui qu'il siphonne comme s'il s'agissait de vases communicants. C'est ce champ qui nous intéresse dans le concept d'emprise.

Le rapprochement du lien d'emprise dans sa forme pathologique avec la perversité est présent dans les travaux de PC. Racamier lorsqu'il aborde le fonctionnement de l'emprise dans la « pensée perverse » (106), mais aussi par C. Balier lorsqu'il décrit le mouvement pervers par l'assujettissement de la victime, le déni d'altérité, termes qui rappellent ceux de l'emprise. Daniel Zagury (113) précise que ce mouvement pervers peut dans certains cas n'être que ponctuel, en tant que mécanisme de défense momentanément nécessaire au maintien de l'homéostasie psychique. C'est lorsque ces mécanismes deviennent la modalité principale et durable d'interaction pour l'individu que l'on peut parler de perversité ou de perversion narcissique.

Dans l'emprise psychotique, ces éléments de définition entrent en résonance avec la dynamique relationnelle qui se met en place entre le sujet primaire et le sujet secondaire, ainsi qu'avec les théories sur la structuration psychotique de la personnalité. En effet, de nombreux auteurs (114–116) ont déjà mis en évidence la proximité de la perversion et de la psychose, avec des mécanismes communs (comme le clivage ou le déni). Néanmoins, c'est à ce niveau également que s'observe la différence la plus fondamentale entre l'emprise perverse et l'emprise psychotique. Les enjeux dans l'économie psychique ne sont pas les mêmes : c'est d'une part une problématique narcissique, avec des angoisses de manque et d'autre part une problématique plus archaïque dans le développement, existentielle, psychotique, avec des angoisses de néantisation.

Nous pouvons ensuite souligner que la gratification n'est également pas la même puisque dans l'emprise perverse, le sujet va obtenir une jouissance dans cette appropriation de l'autre, comme le soulève B. Cylrunik « *dans la relation d'emprise […] l'un des deux, pour son profit ou son plaisir, néantise le monde mental de l'autre* » (117). Pour éviter l'angoisse et obtenir cette gratification, le sujet va déployer délibérément des moyens de séduction, G. Lopez décrit qu'elle s'établit au moyen de manipulation et de stratégies « perverses »(118).

R. Dorey s'applique à décrire les étapes de cette entreprise de séduction, déterminée en trois périodes (96) :

- L'appropriation par dépossession de l'autre : la capture, captation ou saisie.
- La domination : l'exercice du pouvoir pour contrôler, manipuler l'autre qui doit être maintenu dans un état de soumission.
- L'empreinte : étape la plus spécifique et conséquence des précédentes. Celui qui l'exerce laisse une trace durable sur l'autre, qui perd son statut de sujet pour devenir un objet entièrement assimilable.

Ces étapes correspondent aux définitions plus systémiques de l'emprise, telles que définies par R.Perrone et M.Nannini (119): effraction, captation, programmation. Dans la conception systémique, l'emprise correspond à une interaction violente particulière issue d'un déséquilibre relationnel. Les participants de cette relation seraient donc tous impliqués et possèderaient potentiellement tous une responsabilité dans la modification de l'interaction.

Dans l'emprise psychotique, la première étape de captation est remplacée par le contexte présent d'emblée entre les 2 sujets. Le pervers va user de la séduction pour créer une véritable fascination, il va tenter d'activer un désir latent chez son interlocuteur pour créer une brèche et faire effraction chez l'autre : il agit à la manière d'un animal qui ferait son nid dans un organisme exogène. Dans l'emprise perverse, le sujet isole volontairement sa victime pour mieux exercer sa domination, alors que dans la relation d'emprise psychotique les conditions fertiles pour l'éclosion d'un délire à deux proviennent de la marginalisation subie par les individus souffrant de maladie. Dans la folie à deux, nous avons déjà bien expliqué le repli, l'isolement du reste du monde qui va être nécessaire pour que puisse s'opérer la transmission des idées délirantes.

Tandis que le pervers excite son interlocuteur et lui propose de jouir à deux (alors qu'il entend en réalité jouir pour deux), le patient psychotique va involontairement réveiller les passions (craintes et espérances) de son partenaire pour délirer à deux.

La différence entre emprise perverse et emprise psychotique peut s'illustrer dans la littérature par la différence entre l'emprise du célèbre Dracula de Bram Stoker sur ses victimes (120) et l'emprise de Don Quichotte sur Sancho Panza (exemple déjà abordé dans le début de cette thèse). Dans le premier cas, la manière dont le vampire séduit sa proie pour absorber son énergie vitale et ainsi se renforcer rappelle la manière dont le sujet pervers « vampirise » sa victime.

Dans un travail de thèse de 2016, Pauline Malhanche (121) a pu développer un site internet libre d'accès et gratuit, « Déclicviolence »(122), proposant aux médecins généralistes une aide à la prise en charge des violences conjugales envers les femmes. Dans ce travail issu d'une recherche bibliographique extensive, les mécanismes de mise sous emprise sont développés à partir des travaux de la psychologue clinicienne L. Walker (123). En effet, c'est cette auteure qui a pu mettre en évidence le célèbre « cycle de la violence » dont les étapes sont résumées dans la ***figure*** *7*. Les trois phases classiquement décrites sont la tension, la phase aiguë d'agression et la phase de calme ou phase amoureuse, cette dernière pouvant être décomposée en justification et réconciliation/lune de miel.

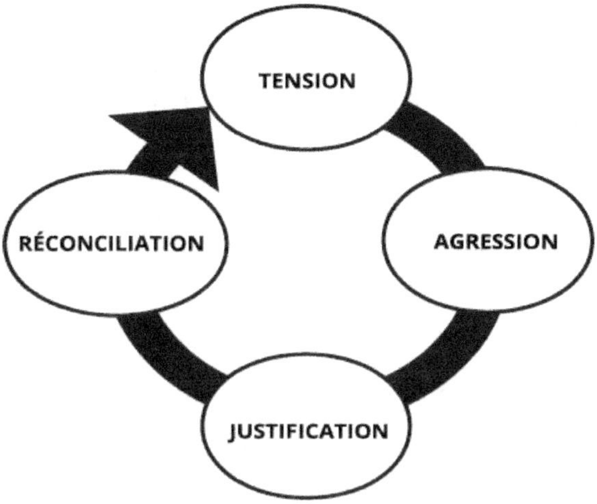

***Figure 7 :* Cycle des violences**

C'est l'alternance de la violence et de la séduction qui est mise en évidence dans un mécanisme perpétuel à la base de la domination (deuxième phase) dans l'emprise.

Les personnes soumises à ce stress vont être sidérées et devoir développer des stratégies d'adaptation pour réduire leur état de stress à un niveau supportable. Ces états de sidération pouvant aller jusqu'à de véritables dissociations traumatiques, ce qui pousse certains auteurs à décrire l'emprise comme un véritable « meurtre ou une tentative de meurtre psychique » (124).

La dynamique décrite ici ne va pas sans rappeler celle de la projection de l'hostilité dans la folie à deux, avec l'alternance de phases de fusion et de tension entre les co-délirants. Le mécanisme de projection va nécessiter une forme de soumission du sujet secondaire aux idées délirantes de son partenaire et va ainsi le protéger de l'agressivité. En acceptant la projection délirante de l'agressivité en dehors de la dyade, le sujet secondaire retrouve un niveau tolérable de stress dans une relation qui redevient fusionnelle avec son partenaire.

Dans le cas d'un père et son fils décrit par Greenberg (que nous avons présenté plus haut dans la section sur la concordance des buts), la question du passage à l'acte dans un état de dissociation traumatique est abordée. Il y est décrit l'état de dissociation du père dans lequel il décapite sa femme sous la direction de son fils délirant. Ceci explique la reconstruction qu'il fait *a posteriori* des évènements, à savoir qu'il voulait soulager les souffrances de sa femme, alors qu'elle était déjà décédée lorsqu'il passe à l'acte.

La phase de domination de l'emprise existe donc bel et bien dans l'emprise psychotique, à la différence où le sujet primaire psychotique menace d'emporter son partenaire dans sa propre privation de liberté. La maladie psychiatrique étant en elle-même un processus pathologique dans lequel l'individu subit entre autres symptômes au moins une altération (voire dans certains cas une abolition) de sa capacité de critique, de conscience des troubles ou « insight ». On ne peut attribuer au patient psychotique, dont la perception de la réalité est distordue par le délire, par les hallucinations, par la désorganisation psychique, une vampirisation intentionnelle de l'autre dans un but de jouissance. Ce qui guide le patient psychotique dans l'emprise pathologique qu'il exerce sur l'autre, c'est la maladie. Ce qui guide le sujet pervers, la perversion n'étant pas une maladie, mais une organisation de la personnalité, c'est la quête de jouissance.

Les stratégies de captation utilisées dans l'emprise perverse reposent principalement sur l'ambivalence (119). Le sujet induit la confusion et la perplexité chez la victime par l'émission de signaux contradictoires, inattendus, voire incohérents, au vu de la situation et tout autre moyen de distorsion des canaux habituels de communication (regard, toucher, parole). Il s'agit par exemple d'incongruences entre le regard et la situation, de gestes déplacés ou violents associés à des messages de banalisation ou via des paroles confuses, des messages ou injonctions paradoxales, la parole étant un outil de capture et non plus de communication. Le sujet opérant dans ce registre doit pouvoir relever les réactions chez l'autre afin d'ajuster les moyens de pression et d'enclencher la phase de justification et de réconciliation nécessaire à la pérennisation du lien d'emprise et donc à la jouissance du sujet.

Dans la dernière phase de l'emprise, celle de l'empreinte ou de la programmation, il s'agit « *d'apprendre à ne pas sortir, même la porte ouverte* » (119). Elle permet d'obtenir l'obéissance du sujet, un comportement programmé, sans intégrer d'informations en particulier (à la différence de l'apprentissage). Il s'agit d'introduire, dans un climat émotionnel intense, des instructions pour provoquer par la suite des comportements prédéfinis selon un stimulus donné. La victime est marquée du sceau de son agresseur par un processus de conditionnement et d'introjection, que nous avons abordé dans la partie précédente sur l'identification à l'ennemi pour décrire la culpabilité décrite par Ferenczi chez les enfants victimes de violence. Cette phase permet d'expliquer par exemple l'incapacité des victimes de violences conjugales de s'extraire de la relation, avec souvent le retour vers l'agresseur après une rupture actée.

Un phénomène très similaire se retrouve dans la folie à deux, avec la description fréquente dans la littérature d'une fragilité des sujets secondaires en cas de remise en contact avec le sujet primaire (21,125,126). Nous avons déjà cité dans notre partie sur le processus d'identification à l'ennemi le cas de Tucker and al. (47). Il y était question d'une mère qui avait imposé un délire paranoïaque à son fils Bobby conduisant à une tentative d'assassinat du père. Les auteurs décrivent dans ce cas, lors de la prise en charge de Bobby, qui avait été séparé de sa mère, une bonne amélioration clinique interrompue par la réception par erreur de lettres de la mère. À l'issue de ce contact, pourtant simplement par courrier, la symptomatologie a connu une recrudescence avant qu'un rétablissement soit possible au bout de quelques mois. La recommandation thérapeutique principale, proposée dès le début de la découverte de ce trouble, en témoigne. En effet, le traitement le plus efficace pour rompre ce que nous pouvons à présent appeler l'emprise psychotique, lorsqu'elle est incomplète, et permettre le rétablissement du patient secondaire, consiste en la séparation de la dyade. Dans les cas d'emprise psychotique incomplète, cette prise en charge permet généralement une rémission du patient secondaire, comme dans le cas cité cidessus, tandis que dans l'emprise psychotique complète, cette mesure s'avère très insuffisante puisque le patient secondaire développe son propre trouble psychotique. Dans tous les cas, la séparation ne dispense bien sûr pas de prendre en compte les conséquences thymiques et traumatiques, surtout dans les cas de passage à l'acte violent.

Finalement, nous pouvons conclure que l'emprise est une entité psychopathologique recouvrant plusieurs formes : R.Dorey (96) proposait déjà de scinder l'emprise en emprise perverse et emprise obsessionnelle. Dans l'emprise obsessionnelle, il s'agirait d'une emprise destructrice, le sujet utilisant la force et le pouvoir pour chercher à détruire l'autre, à lui imposer ses normes et ses conceptions. Cette rigidité obsessionnelle donne une image tyrannique au sujet qui tente de figer ce qui est vivant, pour ériger en dépit de l'autre un « *monde monolithique, sans faille, qui a toutes les apparences de la mort* ».

Nous proposons ici de rajouter une catégorie : l'emprise psychotique. Si l'emprise a été décrite comme rapport au désir de l'autre, s'agissant dans l'emprise perverse d'appropriation du désir, dans l'emprise obsessionnelle de destruction du désir de l'autre. Alors nous pouvons ajouter que dans l'emprise psychotique, il s'agit de déni psychotique du désir de l'autre.

En s'appuyant sur les stades du développement, il est possible de poursuivre ce travail descriptif, en déclinant les formes cliniques que peut prendre l'emprise au sein d'un tableau synoptique : le ***tableau 1***. Ainsi, il est intéressant de noter que la structure obsessionnelle (ou trouble de personnalité obsessionnelle dans le DSM-5), étant la plus régressive des structures névrotiques, elle se situe à une zone frontière avec la structure paranoïaque (ou trouble de personnalité paranoïaque dans le DSM-5). En effet, chez l'obsessionnel, les fixations lors du développement psychosexuel se font à la phase masochiste anale (deuxième stade anal, de rétention), avec des régressions pulsionnelles possibles vers les tendances agressives sadiques-anales (premier stade anal, d'expulsion). Les fixations au stade sadique-anal se retrouvent au niveau développemental dans la structure paranoïaque. On observe par ailleurs chez l'obsessionnel des mécanismes de défense comme l'annulation (imaginer qu'un fait réel du passé ne s'est pas produit), qui se placent en position intermédiaire entre la structure psychotique et la structure névrotique. Certains auteurs n'hésitant pas à dire que ces mécanismes reposent plus fondamentalement sur un déni de réalité contenant le risque d'ouvrir la voie à une néo-construction délirante et donc au basculement dans la psychose paranoïaque (112). De plus, les traits obsessionnels rigides, défensifs, de contrôle et les investissements libidinaux plus narcissiques qu'objectaux rappellent également ce rapprochement avec la personnalité paranoïaque. De tout ceci résulte le fait que lorsqu'une personnalité paranoïaque met sous emprise une victime, les caractéristiques de cette emprise vont être hybride, ressemblant fortement à l'emprise obsessionnelle, mais avec une angoisse plus archaïque de néantisation propre aux structures psychotiques et des mécanismes de défense plus immatures, plus couteux psychiquement comme le déni ou la projection.

Dans tous les cas dans l'emprise, lorsque le sujet commence à se décoller du plan de la réalité, c'est le signe de la décompensation vers la maladie : la psychose. Cette psychose est paranoïaque lorsque la pensée délirante reste organisée et systématisée, ce qui facilite la vraisemblance et la transmission du délire (et par conséquent facilite l'emprise) ou paranoïde en cas de désorganisation.

	Sujet non malade				Sujet malade
	Emprise non-pathologique	**Emprise paranoïaque**	**Emprise obsessionnelle**	**Emprise perverse**	**Emprise psychotique**
Fréquence de la modalité interactionnelle	Ponctuelle (à l'occasion d'une crise anxiogène)	Modalité principale	Modalité principale	Modalité principale	Modalité principale
Registre relationnel	Fusion et/ou destruction	Destruction /fusion	Destruction /Fusion	Fusion	Fusion
Rapport au désir de l'autre	Appropriation et/ou annulation	Déni	Annulation	Appropriation	Déni
Moyen d'action	Séduction et/ou Force	Force	Force	Séduction	Délire
Perception de l'autre	Sujet désirant	Objet	Objet	Objet	Projections délirantes
Rapport à l'altérité	Reconnue mais temporairement occultée	Déni	Déni	Déni	Déni
Nature de l'angoisse	Manque	Néantisation	Manque	Manque	Néantisation
Jouissance au dépend de la victime	Oui	Oui	Oui	Oui	Non
Perception par l'entourage	Adapté	Tyran	Tyran	Adapté voir sur-adapté	Malade
Risque pour la victime	Abus	Abus	Abus	Abus	Abus et folie
Carences majeures de l'environnement primaire	Non	Oui	Oui	Oui	Oui
Altérations significatives du narcissisme	Non	Oui	Oui	Oui	Oui

***Tableau 1 :** Les formes cliniques de l'emprise (tableau synoptique)*

Fort de ce nouveau concept, nous allons pouvoir réfléchir à son utilisation pratique dans les expertises psychiatriques pénales, en examinant comment s'en servir pour éclairer la question du discernement lors de passages à l'acte violent dans la folie à deux. Nous verrons ainsi se dégager un algorithme décisionnel pouvant servir de base de raisonnement pour l'expert.

IV - Folie à deux et discernement : Une analogie par l'emprise

En suivant le fil rouge de ce travail de thèse, qui se propose d'offrir une grille de lecture clinique du passage à l'acte homicide dans la folie à deux et d'en tirer les conclusions médico-légales les plus rigoureuses, il faut aller au bout de ce dernier objectif.

L'analogie étant définie en droit comme *« relation de similitude [...] de dire que deux entités X et Y, sont analogues si elles ont une propriété ou un élément en commun. Ou pour le dire d'une autre manière, X et Y sont analogues s'ils sont égaux sous plusieurs aspects »* (127). Partant, le célèbre philosophe du droit Chaïm Perelman (128) rappelle que la notion de justice a toujours été rapprochée de celle d'égalité, mais que la règle de justice exigeant le traitement égal d'êtres égaux, bien que peu discutable, est peu applicable en pratique devant l'absence d'êtres dont toutes les propriétés sont semblables. Il formule donc la notion formelle de justice qui prévoit que « soient traités de la même façon les êtres qui sont essentiellement semblables » et donc « traiter les cas semblables de façon identique ». Ce raisonnement s'inspire de l'idée de justice d'Aristote développée dans *L'Ethique à Nicomaque* (129), en fondant l'égalité non sur une uniformité pure et simple des individus, mais sur une égalité entre des relations, c'est-à-dire une identité de rapports (ou en langage mathématique la proportionnalité).

L'analogie est donc une technique argumentative répondant au principe formel de justice, permettant ainsi d'appliquer le même régime juridique à des cas similaires.

Cette base de raisonnement peut être transposée à la psychiatrie. Nous allons donc pouvoir utiliser le concept d'emprise psychotique, qui permet une analogie entre la folie à deux et les situations cliniques d'emprise, pour étudier comment traiter le problème du discernement dans les cas de passage à l'acte sous emprise, afin d'appliquer le même raisonnement dans la folie à deux, c'est-à-dire de traiter les cas semblables de manière identique.

A) L'emprise comme contrainte morale externe

Avant 2001, la question de l'emprise, bien que déjà explorée largement sur un plan psychopathologique, n'était pas mentionnée dans le Code pénal. L'article du Code pénal de 1994 relatif à l'abus de faiblesse (article 313-4) disposait que : *« L'abus frauduleux de l'état d'ignorance ou de la situation de faiblesse soit d'un mineur, soit d'une personne dont la particulière vulnérabilité, due à son âge, à une maladie, à une infirmité, à une déficience physique ou psychique ou à un état de grossesse, est apparente ou connue de son auteur, pour obliger ce mineur ou cette personne à un acte ou à une abstention qui lui sont gravement préjudiciables, est puni de trois ans d'emprisonnement et de 2 500 000 F d'amende ».* Les conditions de protection des victimes prévues par le texte ne permettaient donc pas d'inclure la notion d'emprise.

C'est avec la loi About-Picard du 12 juin 2001, qui visait d'abord à renforcer la législation existante pour lutter contre les mouvements sectaires (d'où son intitulé de loi « renforcer la prévention et la répression des mouvements sectaires portant atteinte aux droits de l'homme et aux libertés fondamentales »), qu'une disposition sanctionnant la mise sous emprise pour causer un dommage est inscrite pour la première fois. Bien que le terme d'emprise n'est pas stipulé stricto sensu, la mention explicite de moyens de sujétion psychique ne laisse pas de doute sur la volonté du législateur *« Est puni de trois ans d'emprisonnement et de 375 000 euros d'amende l'abus frauduleux de l'état d'ignorance ou de la situation de faiblesse soit d'un mineur, soit d'une personne dont la particulière vulnérabilité, due â son âge, â une maladie, à une infirmité, â une déficience physique ou psychique ou à un état de grossesse, est apparente ou connue de son auteur, soit* ***d'une personne en état de sujétion psychologique ou physique résultant de l'exercice de pressions graves ou réitérées ou de techniques propres à altérer son jugement, pour conduire ce mineur ou cette personne à un acte ou à une abstention qui lui sont gravement préjudiciables*** *».*

De fait, cette évolution positionne l'expert, psychiatre ou psychologue, comme auxiliaire principal du juge pour apprécier cet état de sujétion psychologique chez la victime. Or, comme nous allons le voir, un obstacle se présente lorsqu'il s'agit d'étudier la responsabilité pénale d'un auteur de violence sous emprise.

Comme nous l'avons exposé précédemment, la pierre angulaire de la mission expertale pour le psychiatre concerne la question du discernement. Elle permet un éclairage au juge qui devra ensuite statuer sur la responsabilité pénale du mis en cause. Dans la réquisition transmise à l'expert, il est interrogé sur l'existence au moment des faits, chez le sujet, d'un trouble psychique ou neuropsychologique ayant aboli ou altéré son discernement ou le contrôle de ses actes. Cette question fait référence à l'article 122-1 du CP (cela est parfois même précisé dans la formulation de la question) et le seul état d'emprise ne constitue pas un trouble psychique ou neuropsychologique qui permettrait à l'expert de conclure dans le sens de l'abolition ou de l'altération du discernement.

Dans son ouvrage publié en 1890, *La philosophie pénale* (130), Gabriel Tardes souligne que la *« responsabilité a comme fondement la liberté de vouloir ».* Les notions de « responsabilité », « liberté », « volonté » et « libre arbitre » ont toujours été associées pour évaluer la capacité du sujet à répondre de ses actes face à la loi.

La liberté de vouloir présuppose, comme nous l'avons vu précédemment avec Leibniz, une raison conservée, mais également l'absence de contrainte. Avec la question de la contrainte, nous sortons *a priori* du champ de la pathologie, pour entrer dans celui des violences dans les interactions interpersonnelles et de la manière dont les failles de tout un chacun peuvent être exploitées à des fins personnelles. Une difficulté relative à notre sujet va alors apparaitre d'emblée : jusqu'où cette contrainte joue-t-elle sur la liberté de l'individu ? Et dans quelle mesure cette question peut-elle concerner le psychiatre ?

Il ne faut pas oublier que l'enjeu n'est pas mince. Il s'agit d'après Riboud, de savoir si, comme la maladie mentale, l'emprise peut effacer l'imputabilité, c'est-à-dire « justifier » le crime : *« Quand la criminalité est seulement atténuée, on dit que le fait est excusable, le délit imparfait, dégradé ; les circonstances du délit sont des causes d'excuse. Mais cette dégradation peut être poussée jusqu'au point de faire cesser toute imputabilité sociale.* ***Ce n'est plus alors simplement une cause d'excuse, mais une cause de justification****. »* (68)

La contrainte est traitée dans l'article 122-2 du Code pénal : *« N'est pas pénalement responsable la personne qui a agi sous l'empire d'une force ou d'une contrainte à laquelle elle n'a pu résister »*. Elle correspond donc à l'hypothèse d'un « défaut de libre arbitre » lors de la commission des faits (131). Il s'agit d'une cause subjective d'irresponsabilité, tout comme la maladie mentale. La ***figure 8*** issue de l'article de Senon et al. intitulé *Réflexion sur les fondements du débat et des critiques actuels sur l'expertise psychiatrique pénale* , résume les causes d'exclusions de la faute et d'irresponsabilité en droit pénal français (74).

Exclusions de la faute
1. Causes objectives d'irresponsabilité
Justification fondée sur une injonction
  Ordre donné par un texte
  Ordre provenant de l'autorité légitime
Justification fondée sur une permission
  Permission fondée sur la légitime défense
  Permission fondée sur l'état de nécessité
  Lois et coutumes
2. Causes subjectives d'irresponsabilité
Cause présumée : minorité
  Mineurs de moins de 13 ans irréfragablement irresponsables
  Mineurs de plus de 13 ans : présomption d'irresponsabilité
Causes non présumées :
  Erreur : absence de connaissance
  Contrainte : absence de liberté
  Trouble mental : absence de discernement

Figure 8 : Causes d'exclusions de la faute et d'irresponsabilité en droit pénal français

Il y a une différence importante avec la notion de discernement de l'article 122-1 du CP, puisque la contrainte est bien définie par la jurisprudence en droit pénal : elle peut être physique ou morale.

- **La contrainte physique** étant **aussi appelée « force majeure »**, s'agissant d'une force naturelle et définie comme suit : *« La force majeure ne peut résulter que d'un évènement indépendant de la volonté humaine et que celle-ci n'a pu ni prévoir ni conjurer. [...]La contrainte physique, au sens de l'article 122-2 ne peut résulter que d'un évènement imprévisible et insurmontable qui place l'auteur de l'infraction dans l'impossibilité absolue de se conformer à la loi »* (132,133).
- **La contrainte morale**, pour être une cause d'irresponsabilité, doit être caractérisée par deux éléments : l'irrésistibilité et l'extériorité (134,135). La Cour de cassation dans une décision de 1900 en rappelait le caractère strict de

ces conditions en cassant une décision d'irresponsabilité de la cour d'appel pour les motifs : « *Attendu que l'existence de cette nécessité [de commettre l'infraction ou de subir les violences dont il est menacé] n'est pas démontrée dans l'espèce ; que l'arrêt n'établit pas, en effet, que les menaces dont les prévenus ont été l'objet aient été assez pressantes pour leur enlever toute liberté d'esprit, ni que les dangers auxquels ils se sont crus exposés aient été assez imminents pour ne leur laisser d'autre moyen de les éviter que de commettre l'acte délictueux qui leur était demandé* » (136). Il s'agit donc bien ici d'une force qui doit être telle qu'elle annihile la liberté de décision.

La contrainte morale interne, s'agissant de passions, d'émotions ou de convictions, n'a jamais été reconnue comme une cause d'irresponsabilité pénale par la jurisprudence. Lorsque la contrainte morale interne prend la forme d'une force irrépressible, comme dans les automatismes mentaux par exemple, il s'agit alors de troubles psychiques abolissant le discernement.

L'emprise peut être considérée comme une contrainte morale externe. Une jurisprudence récente peut nous éclairer sur la vision du droit concernant l'emprise, il s'agit de la décision de la Cour d'appel de Rennes de 2017 (137). Dans cette affaire, il était reproché en l'espèce à la compagne d'un gourou la complicité d'actes de viols et agressions sexuelles sur mineurs. Tout en reconnaissant la commission d'une partie des chefs d'accusation par l'intéressée, la cour d'appel a retenu son irresponsabilité pénale. Selon les termes de l'arrêt, l'accusée « *était sous l'emprise totale [du chef de la secte], en tant qu'adepte du groupement à caractère sectaire créé et dirigé par celui-ci, dans lequel elle était entrée plusieurs années auparavant dans un contexte de grande fragilité psychologique puis avait été d'autant plus soumise à ses méthodes d'endoctrinement qu'il l'avait convaincue qu'elle était sa "part d'âme" et que si elle n'obéissait pas entièrement à ses préceptes elle risquait de se désintégrer et de désintégrer celui-ci »*.

La cour d'appel a jugé qu'il était impossible pour l'accusée d'agir autrement qu'elle ne l'avait fait (et donc vérifié les conditions d'extériorité et d'irrésistibilité de la contrainte), afin d'éviter la potentielle généralisation de cette solution à l'ensemble des cas où des individus commettent des infractions dans des états de sujétion psychologique.

Il est important de noter que l'arrêt de la cour d'appel ne précise cependant pas si une question a été posée au psychiatre concernant la relation entre l'état d'emprise et une éventuelle altération ou abolition du discernement de la mise en cause.

Il faut par conséquent résumer comme suit ce que nous apprend le droit couplé à la jurisprudence expertale concernant la mission de l'expertise psychiatrique relative au discernement : **dans les cas d'emprise, il n'y a pas lieu de conclure à une abolition du discernement et donc à l'irresponsabilité pénale au sens de l'article 122-1 du CP** (l'emprise n'étant pas un trouble psychiatrique en tant que tel), **mais l'emprise peut conduire à une irresponsabilité pénale au sens de l'article 122-2 du CP** (c'est bien cet article qui est pertinent puisque traitant de la contrainte).

Le travail de thèse sur l'emprise de Delphine Maury (93) pose cette question de la responsabilité pénale des victimes d'emprise au travers d'une enquête auprès des experts de la Cour d'appel d'Aix-en-Provence.

Il s'agit d'un échantillon réduit d'experts, puisque seulement 8 experts psychiatres avaient pu être interrogés, mais cette étude a du moins le mérite d'exister puisque nous n'avons pas retrouvé d'autres travaux dans la littérature scientifique portant sur ce sujet. Les experts interrogés bénéficiaient d'une expérience importante puisque l'âge moyen était de 65 ans avec un exercice de la psychiatrie depuis 37 ans en moyenne, avec une formation à l'expertise pour 75 % d'entre eux et ils réalisaient en moyenne 256 expertises par an.

Concernant l'emprise, l'ensemble des experts estimaient qu'il ne s'agissait pas d'une pathologie, en accord avec ce que nous avons développé précédemment. Certains relevaient cependant chez les victimes d'emprise des troubles, notamment des troubles de l'attachement et de la personnalité (personnalité dépendante), qui pouvaient rendre vulnérable à l'emprise, comme cela a pu être évoqué dans quelques études (104,138,139). L'évaluation de leurs connaissances sur la clinique de l'emprise décrit toujours une notion de relation asymétrique, en accord avec les données de la littérature. Elle était plutôt appréhendée comme la rencontre entre deux personnalités pathologiques (en accord avec ce qui a été dit plus haut sur la personnalité de « l'empriseur »).

Tous les experts avaient répondu avoir déjà rencontré une victime d'emprise dans une ou plusieurs de leurs missions expertales dont 75 % lors d'une procédure pénale.

Lorsque la question du discernement des sujets sous emprise, 85,7% des experts estimaient que les victimes d'emprises n'étaient pas en pleine possession de leur discernement. Les autres experts argumentaient que le fait d'être « influencé » n'entravait pas le discernement.

Aucun des experts n'avait retenu d'abolition du discernement pour les victimes d'emprises qu'ils avaient examiné, considérant que le champ de l'abolition concernait avant tout les psychoses, mais la majorité avait déjà évoqué une altération du discernement.

Ces réponses confirment l'analyse faite précédemment, avec une confusion qui peut s'instaurer dans l'esprit du clinicien confronté à la question du discernement face à un sujet sous emprise. En effet, l'expert psychiatre est habitué à être interrogé sur le discernement d'individus mis en cause en se référant à l'article 122-1 du CP, puisque cet article traite explicitement de son champ de compétence (en mentionnant la pathologie psychiatrique, que l'expert est habitué à rechercher). Or, la question nouvelle du discernement d'une personne sous emprise fait référence à un article différent (art. 122-2 du CP), sur lequel les psychiatres n'étaient jusque récemment pas amenés à statuer puisque ne traitant pas explicitement de leur champ de compétence et sortant du champ de la pathologie pour aller vers celui de la psychologie et de la sociologie.

La folie à deux était considérée dans l'étude de Delphine Maury comme une forme d'emprise par la majorité des psychiatres interrogés (qui avaient, pour 75%, déjà expertisé des sujets atteints de folie à deux), en accord avec l'hypothèse de l'auteur. Un expert de l'étude précisait que dans ces cas, l'emprise est exercée de manière « involontaire » de la part du sujet primaire.

Lors d'exemples de mises en situation de l'étude, c'est dans les cas de folie à deux que les experts étaient le plus enclins à proposer une abolition ou une altération du discernement pour le patient secondaire (la totalité des psychiatres). Le taux d'abolition du discernement restait faible (28,6% et 14,3% hésitant pour l'abolition ou l'altération), les experts s'orientant plutôt vers une altération du discernement. On observe que la présence de la notion de délire intervenant dans la folie à deux facilite le recours à l'article 122-1 du CP et non l'article 122-2 du CP (sur la contrainte) dans l'esprit des psychiatres, qui ont bien comme référentiel ce premier article, comme dit précédemment, pour proposer l'altération ou l'abolition du discernement.

Il est intéressant de noter, relativement à ces chiffres, que dans le cas clinique de folie à deux proposé aux experts, le sujet secondaire ayant commis un homicide sous-tendu par le délire du sujet primaire n'était plus délirant au moment de l'évaluation, après avoir été extrait de la dyade. On se situait donc dans une situation de folie à deux imposée (de type Lasègue et Falret) c'est-à-dire d'après notre modèle dans une emprise psychotique incomplète.

Puisqu'il s'agit ici d'un sujet qui dépasse largement le champ de la psychiatrie, il est intéressant de s'attarder sur les apports des neurosciences, des sciences cognitives et des sciences sociales pour comprendre dans quelle mesure les états d'emprise affectent la capacité de discernement de l'individu.

B) Apport des neurosciences, des sciences cognitives et sociales

Nous avons pu voir que l'emprise, dans ses caractéristiques fondamentales, s'opère par un conditionnement. Les processus et les effets du conditionnement ont été largement étudiés par d'illustres auteurs, dans le cadre de travaux de psychologie expérimentale de l'après-guerre.

a) L'inhibition de l'action et l'impuissance apprise

Le concept d'inhibition de l'action a été développé à partir des années 70 par Henri Laborit (140), célèbre chirurgien et neurobiologiste français connu également en psychiatrie pour avoir découvert la fonction sédative de la chlorpromazine. Il s'agit de recherches à partir d'un modèle expérimental sur l'animal (rats) visant à observer les réactions de l'organisme face à l'agression et au stress qui en découle. En réponse à l'agression, le sujet dispose de deux réponses fondamentales pour neutraliser ou contrôler la situation : la lutte ou la fuite (qui correspond à un évitement actif). L'apprentissage va se faire par la répétition : les résultats de l'action de réponse (succès ou échec) vont être assimilés via des processus de mémorisation et déterminer les comportements futurs.

En cas de réponse efficace et qui parvient à contrôler l'agent agresseur, le niveau de stress s'abaisse et le sujet intègre l'efficacité de son action, il y aura peu de perturbations biologiques ou physiologiques liées à l'agression. Dans cette situation, Laborit précise que l'on se situe dans le registre du choc, les perturbations reçoivent une résolution rapide et la réponse sur le plan neurologique va se limiter principalement à l'hypothalamus et au tronc cérébral (141).

Dans la situation où, face à l'agression, l'action motrice tentant de contrôler l'agent stresseur est inefficace, alors des perturbations physiopathologiques interviennent. Laborit explique que nous sommes ici dans le registre du stress, où la mémoire joue un rôle prédominant via le système limbique et le cortex associatif qui participent aux perturbations physio-biologiques. Le sujet apprend l'inefficacité de l'action (140,141).

Quand le sujet est mis en échec dans ses stratégies actives de réponse au stress (c'est-à-dire lorsque la fuite ou la lutte sont inefficaces), le phénomène d'inhibition de l'action s'observe. Le sujet s'inhibe sur le plan neurologique et va produire un comportement de soumission et de résignation. Il s'agit d'une réaction d'adaptation de l'organisme, permettant d'éviter une lutte inefficace et sa destruction (140).

Laborit a pu exposer au grand public certaines de ses théories à travers le film *Mon oncle d'Amérique* d'Alain Resnais (sorti en 1980), où il joue son propre rôle en décortiquant les réactions des personnages aux prises avec des situations de stress.

Lorsque les conditions de stress se prolongent, Laborit a pu mettre en évidence que les conséquences de l'assimilation de l'impuissance dans la mémoire et la répétition des évènements provoquent des dégâts sur la santé. Ce qui est observé chez les rats est une chute de poids importante, une hypertension artérielle perdurant plusieurs semaines et des lésions ulcéreuses à l'estomac. Laborit précise que par l'inhibition de l'action, l'être humain va ressentir de l'angoisse et du mal-être, avec pour conséquence une baisse de ses défenses immunitaires et le développement de maladies psychosomatiques. C'est bien par les processus de mémorisation que se mettent en place ces perturbations puisque le fait de couper (par exemple chirurgicalement) les voies de mémorisation empêche les conséquences sur la santé. Ces travaux ont par ailleurs servi de base neurobiologique pour les théories ultérieures sur le stress post-traumatique (142).

Un autre concept à la même époque est très lié à l'inhibition de l'action : la théorie de l'impuissance acquise développée par Martin Seligman à partir d'expériences sur le modèle canin (143).

L'apprentissage par l'expérience de l'inefficacité de l'action (et donc potentiellement la réitération de situations d'inhibition de l'action), va conduire le sujet à assimiler son absence de maîtrise sur les évènements et son environnement. Il va alors adopter une attitude passive ou résignée qui va se généraliser même aux situations où son action pourrait avoir une efficacité.

Seligman pousse donc l'expérience plus loin : après avoir soumis des chiens à des chocs électriques répétés, dont ils ne pouvaient s'extraire malgré tous leurs efforts, il met ensuite les animaux dans un dispositif leur donnant la possibilité de sortir pour éviter les décharges, mais la plupart n'en font rien. Le fait que malgré la porte de sortie, les sujets ne la franchissent pas et se résignent à subir le stress n'est pas sans rappeler le conditionnement mentionné précédemment dans la dernière phase de l'emprise (phase l'empreinte ou de la programmation) où il s'agit « d'apprendre à ne pas sortir, même la porte ouverte »(119).

Ce concept a par la suite été prolongé par la « théorie du manque d'espoir ou de désespoir » par Abramson, Metalshy et Alloy en 1989 (144), qui met en évidence que le sentiment d'impuissance est d'autant plus fort qu'il est personnel (si j'ai l'impression que les autres réussissent là où j'échoue), permanent (j'ai toujours échoué et j'échouerai toujours) et global (je suis mauvais dans tous les domaines).

Cet état d'impuissance apprise serait par ailleurs un facteur d'anxiété et de dépression.

Ces recherches ont été utilisées par un auteur que nous avons cité précédemment, L. Walker, pour mieux saisir les processus cognitifs et comportementaux des femmes victimes de violences conjugales (123). Cela a permis de comprendre la mise en place chez ces femmes de schémas relationnels violents répétitifs et l'incapacité à s'extraire de leur situation (145,146). La pérennisation d'agressions imprévisibles, incontrôlables, la perte de la capacité d'anticipation, le sentiment d'incompétence, de vulnérabilité étant identifiés comme des facteurs limitant la capacité d'action et de changement des victimes. L'impuissance apprise par ces femmes diminuerait chez elles la capacité d'agir pour sortir de telles situations et renforcerait l'emprise.

b) Psychologie sociale et emprise

Pour poursuivre cette réflexion et comprendre dans quelle mesure un individu peut se retrouver dépossédé de son libre arbitre et agir pour la volonté d'autrui sans qu'il n'y ait pathologie, il est intéressant d'observer les travaux de sociologie.

On peut ouvrir cette partie de notre travail avec Gustave Le Bon, médecin français et fondateur de la psychologie sociale. L'auteur livre en 1895, dans *Psychologie des foules* (147), sa conception de l'influence que peut subir l'individu dans des situations de foules, entraîné dans le courant du nombre à commettre parfois des actes contraires à sa morale.

Le Bon affirme l'existence de caractères instinctuels (qu'il appelle « instinct de la race ») qui déterminent de manière inconsciente les comportements et qui sont présents de la même façon chez les individus, peu importe leur niveau socioculturel. Pris dans son individualité, l'Homme possède un filtre conscient qui régule ses comportements. Dans les foules, l'auteur affirme que ces éléments instinctuels sont mis en commun. Dans ce qu'il nomme « l'âme collective des foules », les aptitudes intellectuelles des Hommes et leur individualité s'efface dans une homogénéité où les qualités inconscientes dominent.

De surcroit, des caractéristiques des foules sont soulevées par Lebon : l'individu en foule acquiert, par le nombre, le sentiment de puissance ainsi qu'un sentiment d'irresponsabilité puisque la foule est par essence anonyme et donc irresponsable. La disparition de ce sentiment de responsabilité permet ainsi la manifestation des comportements les plus violents.

Il suffit de peu de choses, d'après l'auteur, pour orienter les Hommes en foules dans le sens de la vertu ou de la violence et de « *changer l'avare en prodigue, le sceptique en croyant, l'honnête homme en criminel, le poltron en héro* » (147). L'évocation par un orateur d'images assez vivaces pour exciter l'imaginaire collectif va permettre de se rendre maître des actes de la masse humaine. L'individu en foule est comparé par Lebon à un « *grain de sable au milieu d'autres grains de sable que le vent soulève à son gré* » (147). Ceci s'appuie sur l'idée que les Hommes en foule descendent de plusieurs degrés dans l'échelle de civilisation : « *isolé c'était peut-être un individu cultivé, en foule c'est un instinctif, par conséquent un barbare* » (147). Ce ne sont donc plus les raisonnements, mais certains mots et certaines images qui vont l'impressionner et le pousser à agir.

Gustave Lebon considère qu'un phénomène de « contagion mentale » est à l'œuvre. Dans une foule, les sentiments et les actes sont contagieux au point que l'individu pourra y sacrifier même son intérêt personnel. Cette contagion est rattachée à un phénomène d'ordre hypnotique, c'est un effet de la suggestibilité de l'individu dans une foule agissante.

L'auteur compare l'état du sujet en foule à celui induit par l'hypnose, où un sujet obéit alors aux suggestions de l'opérateur en perdant sa « personnalité consciente ».

Ces éléments font conclure à Gustave Lebon que le sujet a sa volonté et son discernement aboli, le sentiment et les pensées étant orientés dans un sens qui n'est plus déterminé par lui-même et qu'il n'est plus apte à critiquer.

On peut donc dire, fort de ces observations, qu'il a été observé que, sous certaines conditions, les personnes peuvent subir une influence contextuelle qui va générer des comportements en rupture avec leurs valeurs et leurs habitus. Qu'il s'agisse de comportements induit par la formation de foules, ou par la soumission dans une relation plus intime à la volonté d'un autrui (situations d'emprise), une transformation du sentiment de responsabilité semble s'opérer (soit qu'ils s'en sentent dépossédés soit qu'il s'évapore pour disparaître).

Comme nous l'avons vu, les données des neurosciences et des sciences cognitives tendent à montrer un substrat biologique de l'ordre d'une prédisposition naturelle, chez les animaux, à adopter une attitude passive de soumission sous certaines conditions. Ces bases biologiques étant renforcées par les processus d'apprentissage et de sociabilisation valorisant certains comportements au détriment d'autres.

Le problème ici est de savoir à quel point tous ces éléments d'ordre physiologique (et non pathologique !) entravent la liberté de choix de l'individu. Est-ce que, comme le pense Lebon, le discernement du sujet s'en trouve aboli ou y a-t-il encore un espace de discernement qui lui permettrait d'agir autrement ?

Il est impossible, pour des raisons éthiques, de soumettre l'être humain à des conditions de stress prolongé pour évaluer sa capacité de prise de décisions, d'autant plus lorsqu'un paramètre de violence sur autrui est inclus. Il faut donc trouver des travaux portant sur d'autres situations analogues où une personne peut être induite à commettre des actes hétéroagressifs sous une pression et une autorité externe. Passer par les expériences de psychologie sociale, qui cherchent à comprendre comment des personnes lambda ont pu, à certains moments de l'histoire (comme pendant la Seconde Guerre mondiale), commettre des actes terribles sous l'influence d'un système totalitaire, s'avère éclairant.

L'expérience de Milgram, développée dans son livre *La soumission à l'autorité* paru en 1974 (148) et documentée par vidéo, nous offre un début de réponse à la question : un individu perd-il tout libre arbitre lorsqu'il est mis sous la pression de la soumission par une autorité qui semble prendre la responsabilité ? Ou pour reformuler dans les termes précis qui occupent notre réflexion : quel est le discernement d'un sujet sous influence psychologique d'autrui ?

Le protocole expérimental de Milgram est présenté comme suit :

Des sujets sont recrutés pour une étude en pensant qu'il s'agit d'une expérience sur la mémorisation où il leur est demandé de jouer le professeur (après un faux tirage au sort des rôles) et d'appliquer des décharges électriques à l'élève participant si celui-ci se trompe. Il s'agit en apparence d'étudier l'effet de la punition sur les capacités de mémorisation.

Il y a ainsi trois protagonistes : l'élève (un acteur) conduit dans une pièce adjacente et attaché à une chaise électrique factice, l'expérimentateur portant une blouse (également un acteur qui représente l'autorité) et l'enseignant (le sujet réel de l'étude) qui donne les mots à mémoriser et envoie des décharges électriques (factices) en cas d'erreur.

Les chocs sont fictifs, mais on fait croire au sujet/enseignant, en lui faisant tester, qu'ils sont réels.

Lors de l'expérience, l'enseignant doit déclencher un choc électrique de plus en plus fort au fur et à mesure des erreurs de l'élève, pour se faire il est incité/encouragé et déresponsabilisé par l'expérimentateur malgré la souffrance de l'élève (simulée) qui se manifeste de manière croissante (gémissement, plainte, cris violent, annonce qu'il refuse à répondre et enfin absence de réponse).

Les encouragements par l'expérimentateur à agir sont protocolisés selon 4 niveaux en fonction des réticences de l'élève, si au bout du quatrième, le sujet souhaite toujours arrêter, l'expérience s'arrête.

On comprend donc que l'étude porte en réalité sur l'intensité de la décharge électrique qu'une personne est prête à infliger à une autre lorsqu'un expérimentateur lui ordonne de punir de plus en plus sévèrement la « victime ».

Nicolas Guéguen, dans *Autorité et soumission* (2010), livre une analyse détaillée des résultats (149). L'expérience comporte, toutes variantes confondues (en fonction des paramètres testés), 636 sujets. Il note : « *65 % des sujets ont administré à une personne qui ne leur avait rien fait, un choc électrique d'une intensité de 450 volts et ce après lui avoir administré d'autres chocs électriques d'intensité croissante, simplement parce que cette personne avait mal mémorisé une liste de mots* ».

Les résultats sont une surprise pour S. Milgram et son équipe, qui ne s'attendaient pas à un niveau si élevé d'obéissance.

On observe que pendant un long moment, les sujets ont unanimement obéi aux injonctions de l'expérimentateur. Tous les sujets sont allés jusqu'à 285 volts (choc supérieur à la tension des lignes de sortie domestique qu'ils connaissent parfaitement), ce n'est qu'à partir du 20e curseur d'intensité c'est-à-dire 300 volts (dans la catégorie « choc intense », visible par le sujet) que commencent à se manifester les premières rébellions. Il n'est pas anodin que des résistances interviennent à ce stade, puisque c'est là que l'élève, calme jusqu'à présent, se mettait à exprimer sa douleur. Il faut toutefois noter que seulement 12,5 % des sujets se sont arrêtés à cette étape.

Les réflexions de Milgram et son équipe les ont menés à déterminer la théorie de « l'état agentique » : le sujet perd son autonomie pour devenir l'agent de la volonté de l'autorité.

C'est une théorie qui met de côté les caractéristiques individuelles pour se focaliser sur les éléments situationnels ou procéduraux du dispositif expérimental. Les chercheurs font l'hypothèse que c'est la situation qui engendre l'obéissance, car elle produit un état de déresponsabilisation de l'acteur aux commandes. Le passage à l'état agentique est défini comme un *« passage d'un mode indépendant, autonome, où l'être fonctionne pour l'unique satisfaction de ses besoins internes, au mode systématique, où il est intégré à une structure organisationnelle »* (148). Dans cet état, le sujet ne se perçoit plus comme agissant de manière autonome, mais comme simple agent de l'autorité et délègue sa responsabilité. Les considérations morales ne serviraient plus de guide à son comportement, une modification interne s'opère et les directives de l'agent qui fait autorité deviennent prioritaires.

D'autres chercheurs ont pu montrer par ailleurs que des sujets extérieurs visionnant l'expérience de Milgram avaient tendance à plutôt attribuer la responsabilité des évènements à l'expérimentateur en cas d'obéissance alors que la responsabilité était plutôt attribuée au sujet en cas de désobéissance (150).

Des éléments structurels des sociétés humaines prédisposent à ces réponses, c'est ce que Milgram appelle les conditions préalables à l'état agentique, notamment l'obéissance dans la famille et l'apprentissage docilité / récompense présent dans de nombreux cadres relationnels.

Pour caractériser cet état agentique, Milgram explique que l'expérimentateur va introduire une *« nouvelle définition de la signification »*. En effet, être à même de déterminer le sens des évènements pour un individu va permettre de déterminer son comportement. L'expérimentateur procède en introduisant une interprétation, une nouvelle contextualisation, un nouveau sens à la situation, qui permet de rendre acceptable le comportement demandé. Cette nouvelle définition pourra être abusive puisque tout ce qui a trait à la moralité, au caractère licite ou non de celle-ci va dépendre de l'observateur sans être remise en question par le sujet en état agentique. Il va accomplir l'action dont la signification est décidée par la figure d'autorité.

L'analyse détaillée des résultats de l'expérience de Milgram permet de proposer des interprétations d'intérêt pour notre sujet, à savoir la question de la responsabilité et du discernement de sujets sous emprise.

Nous venons de voir que tout se passait comme si les sujets abdiquaient de leur responsabilité, c'est d'ailleurs ce qui a pu se voir également dans une célèbre performance artistique « Rhythm 0 » qui a eu lieu à Naples en 1974 (151). Dans cette expérience, l'artiste Marina Abramović se tient immobile avec des instructions *: « Il y a 72 objets sur la table que n'importe qui peut utiliser sur moi comme il le désire. Performance. Je suis l'objet. Pendant cette période, je prends l'intégralité de la responsabilité. Durée : 6 heures (20h – 2h) ».* Parmi les objets, outre des choses banales comme une rose, du pain, du parfum étaient également disposés des ciseaux, un scalpel, des clous et un pistolet chargé d'une balle. Au cours de ce laps de temps, la performeuse a rapidement été dénudée, subit diverses agressions sexuelles, a été entaillée jusqu'à ce que des membres du public s'interposent lorsque le pistolet fut pointé sur sa tête. À la fin de la performance, lorsque l'artiste s'est mis à se mouvoir et à sortir de son rôle d'objet, le public s'enfuit, incapable de lui faire face en tant qu'individu.

Il s'agit donc dans cette réflexion de bien distinguer le sentiment de responsabilité, qu'un sujet peut temporairement transférer dans des contextes situationnels donnés, de la capacité de discernement propre à l'individu.

Lorsque l'on pose l'hypothèse de sujets inconscients de ce qu'ils faisaient, celle-ci se retrouve rapidement mise à mal par l'examen du comportement des sujets dans l'expérience de Milgram (148). En effet, comme nous l'avons vu, le seuil où les premières réactions d'oppositions se font voir correspond au seuil où la « victime » se met à gémir et à exprimer sa souffrance. On peut d'ailleurs observer les sujets infligeant les chocs électriques s'agiter au fur et à mesure de l'expérience et passer par un conflit moral entre le désir d'arrêter afin de stopper la souffrance infligée à la victime et le besoin de se conformer aux ordres de l'expérimentateur. Certains sujets peuvent être vus au bord des larmes, ou présenter des tics nerveux, suer, rire de nervosité et de manière plus significative encore implorer du regard l'expérimentateur.

Milgram (148), mais aussi d'autres chercheurs (152,153) ont montré que la plupart des sujets pensaient effectivement que l'élève, au cours de l'expérience, souffrait des chocs électriques qu'ils lui administraient.

Ce conflit intérieur se manifeste également parfois par la question posée explicitement par certains sujets : « *qui va prendre la responsabilité s'il arrive quelque chose ?* ».

On remarque également des phénomènes de rationalisation des comportements afin de justifier la poursuite (de type : « je continue, car au point où j'en suis, si j'arrête je remets en question ce que j'ai déjà accompli ») (149).

Enfin, en faisant varier certains paramètres comme le degré de proximité entre le sujet et l'élève, cela influençait l'obéissance (154). Le taux d'obéissance est en effet significativement diminué en rapprochant le sujet de sa « victime ». Il est intéressant de remarquer que les manifestations verbales de souffrance de l'élève ne vont pas empêcher la majorité des sujets d'être classés dans la catégorie « obéissants » (c'est-à-dire qui vont au moins jusqu'à 450 volts) alors que simplement mettre l'élève dans la même pièce que le sujet a un impact beaucoup plus grand (la majorité des sujets deviennent « désobéissants »). Le contact physique diminue encore le taux d'obéissance.

Tout indique donc que c'est bien la présence physique de la « victime » et la visibilité réelle de sa souffrance qui participent le plus à désobéir en s'opposant à l'autorité.

En conclusion, on ne devrait pas voir un tel effet des variables situationnelles sur l'obéissance des sujets si, comme supposé, les sujets sont inconscients de leurs actes. L'inconscience devrait conduire dans toutes les conditions au même niveau élevé de soumission à l'autorité. Or, ce n'est pas le cas et les données indiquent que la conscience des sujets est bien conservée, mais qu'une majorité d'individus doivent procéder à un transfert (fictif) de la responsabilité afin de poursuivre

« l'agression ». Pour être plus précis, c'est un transfert du sentiment de responsabilité qui s'opère.

Nicolas Guéguen rappelle, pour parer aux critiques éventuelles de ces travaux, que le modèle de l'expérience de Milgram a été répliqué dans plusieurs pays en dehors des états unis (dont l'Italie, l'Allemagne, la Jordanie, l'Autriche...) (149). Les résultats sont extrêmement élevés et la moyenne d'obéissance à 72,1 % est proche des résultats obtenus par Milgram (avec un écart-type faible de 15 %). On dispose donc de données concordantes, provenant de pays avec divers modèles culturels et s'étalant sur plus de 20 ans, ce qui permet à Guéguen d'affirmer que nous sommes *«en droit d'admettre qu'il y a une propension, sinon universelle, tout au moins intercontinentale et interculturelle à obéir, même pour commettre des actes contraires à sa morale »* (149). Des travaux chez les enfants ont de plus montré que la capacité à déterminer la légitimité de l'autorité et la propension à s'y soumettre se mettent en place très tôt (le groupe le plus jeune évalué ayant 6 ans) (155).

Ces résultats peuvent être surprenants pour les chercheurs, mais aussi pour tout un chacun puisque les études ont montré une immense sous-estimation du taux d'obéissance dans ce type d'expérience, même lorsqu'on interroge un public de psychiatres, pourtant spécialisés dans l'analyse des comportements humains. L'estimation finale qu'ils faisaient était que seuls 3,73 % des personnes iraient jusqu'à 315 volts et qu'à peine 0,12 % iraient jusqu'à 450 volts alors que pour rappel ces chiffres étaient respectivement de 100% et 65 %. Finalement, comparés à un public d'étudiants non spécialisé, les psychiatres n'ont pas mieux fait en termes de prédiction (149).

De la même façon on remarque lorsqu'on demande aux individus d'estimer ce qu'ils feraient et jusqu'où ils iraient dans ce genre d'expérience, presque tous s'accordent pour dire qu'ils n'iraient pas au-delà de 150 volts.

Ce qui ressort de ces données est donc la méconnaissance de la puissance de ces phénomènes de soumission à l'autorité, aussi bien pour soi que pour autrui puisqu'en comparant les estimations dans les deux cas, les résultats sont sensiblement identiques.

Pour clôturer cette partie sur l'apport de la psychologie sociale, il est pertinent de s'arrêter à l'apport de Hannah Arendt. Cette philosophe et journaliste est connue notamment pour sa couverture du procès du responsable nazi Adolf Eichmann qui a donné lieu à son célèbre ouvrage *Eichmann à Jérusalem : un rapport sur la banalité du mal* publié en 1963 (156). Les conclusions de l'auteur vont dans le sens de notre démonstration et vont nous permettre d'aboutir à une synthèse répondant à nos questionnements.

Arendt part des déclarations et du profil d'Eichmann pour montrer que cet individu impliqué dans la mise en place de la « solution finale » n'est finalement qu'un homme sans grande envergure, sans grande originalité, sans grande intelligence, qui se caractérise selon la philosophe par un « *cruel manque de pensée* ». Ceci vient contraster avec l'idée monstrueuse que l'on peut se faire des officiers nazis, pouvant être parfois dépeints en « génies du mal ». Nos défenses psychiques nous imposent de penser qu'un acte barbare est nécessairement le fait d'une personne barbare, ne pouvant qu'être radicalement différent de nous. Les réponses que donne l'intéressé lorsqu'on l'interroge sur son rôle dans les évènements ne laissent pas de doute quant au transfert du sentiment de responsabilité, qui dans cette situation encore, est à l'œuvre. Eichmann se considère comme un des éléments du rouage, aisément remplaçable, qui s'enorgueillit parfois d'avoir rempli la fonction qui lui a été attribuée avec efficacité et qui ne comprend pas qu'on puisse à présent solliciter sa responsabilité alors qu'il n'a fait « qu'obéir ». Tout ceci ne remet bien évidemment pas en cause l'adhésion à une idéologie antisémite sous-jacente, comme cela a pu être appuyé lors du procès (157).

Cette idée a valu à Hannah Arendt de nombreuses critiques, surtout par incompréhension de sa pensée. Les termes exacts employés par l'auteur sont ceux de la « *terrible, l'indicible, l'impensable banalité du mal* » et non pas la banalisation du mal. Dans certaines circonstances, des personnes tout à fait banales peuvent aller jusqu'à commettre des actes monstrueux. Cette réflexion de la philosophe s'inclut dans sa théorie d'un système totalitaire qui voit les individus de ce système renoncer à leur capacité de penser et donc leur esprit critique. C'est pour Arendt le système totalitaire qui produit, par la pression exercée, cet effet chez les individus.

Alors comment comprendre le lien entre obéissance aux ordres, absence de pensée et responsabilité chez Arendt ?

Pour l'auteur, l'absence de pensée n'est pas une fatalité, elle est de l'ordre du refus et de la démission (158). Elle conçoit la « banalité du mal » comme un phénomène de surface, comme un rapport de superficialité au monde et affirme « *nous résistons au mal en refusant de nous laisser submerger par la surface des choses, en nous arrêtant et en réfléchissant, c'est-à-dire en dépassant l'horizon du quotidien* ».

Les situations de conditionnement du comportement humain illustrent les dangers du défaut de pensée et de jugement. Cela ouvre la voie à une adhésion inconditionnée aux règles de conduite prescrites par une époque et une société. Lorsque la capacité critique s'efface, on s'attache à la possession formelle de règles et il n'y a plus d'obstacles à l'obéissance à un système normatif quel qu'il soit, dont le contenu peut être modifié considérablement sans susciter de réaction.

Le défaut de la pensée pour comprendre les passages à l'acte de personnes « ordinaires » (au sens où, sans être exempt de particularités individuelles, il n'y a pas de trouble permettant d'expliquer leurs actes violents) est également abordé dans *La barbarie des hommes ordinaires* de Daniel Zagury (159). Dans cet ouvrage sont présentées différentes situations médico-légales rencontrées par le psychiatre (homicide conjugal, néonaticide, génocides, actes de terrorisme ou encore les crimes de lèse narcissisme c'est-à-dire les homicides « pour un mauvais regard ») et il pose la question : *« pourquoi les actes les plus barbares sont-ils si souvent commis par les hommes les plus ordinaires ? »*.

Riche d'un important matériel clinique, Zagury évoque chez ces sujets le point commun de la perte de la capacité à penser, à débattre avec soi-même, à délibérer et à accueillir les affects dans leur propre espace psychique. L'individu est décrit comme désubjectivé, basculant dans l'automatisme gestuel. L'auteur affirme ainsi « *Le mal ne se pense pas, en tout cas au nom du mal, en dehors de quelques psychotiques ou pervers. [...] Ce qui fait défaut, c'est la capacité à articuler le jugement, l'émotion et l'action. Dans l'après-coup, l'individu ne se sent pas responsable de ce dont il n'a pas délibéré, de ce qu'il n'a pas éprouvé* ».

Point d'abolition du discernement donc dans cette dynamique psychique qui nous amène à revenir au Code pénal, dans lequel l'ordre donné par un texte ou une autorité légitime (cas de militaires en fonction par exemple) est une cause objective d'irresponsabilité, fondée sur une injonction ou une permission et non pas une absence de discernement (article 122-4 alinéa 2 du Code pénal).

Hannah Arendt rappelle de plus que : « *Les normes juridiques et morales ont un élément très important en commun – elles sont toujours liées à la personne et à ce qu'elle a fait ; s'il se trouve que la personne a été impliquée dans une entreprise collective, comme dans le cas du crime organisé, ce qu'il y a à juger, c'est encore cette personne-là, son degré de participation, son rôle spécifique, et ainsi de suite, mais pas le groupe* » (158). Toutefois, bien qu'il n'apparaisse pas cohérent de déplacer la responsabilité de l'homme au système, il convient de prendre en compte les circonstances pour apprécier le degré de responsabilité de l'individu. Pour Arendt, *« aucun débat portant sur la responsabilité personnelle ne peut avoir de sens si on ne connaît pas précisément le contexte factuel »*.

En allant au bout de ce raisonnement, on peut rappeler (comme l'a fait Hannah Arrendt) que certains ont résisté dans ces contextes spécifiques que l'on pourrait qualifier « d'emprise sociale ». Il en va de même dans d'autres situations d'emprise, où l'individu ne réagit bien heureusement pas toujours par une soumission et par l'acceptation de passage à l'acte violent.

c) Réflexion sur un cas clinique

Ce sujet fait écho à plusieurs situations cliniques que nous avons pu rencontrer en détention, de femmes mises en cause pour complicité de maltraitance prolongée suivie d'homicide sur leurs enfants, avec leur conjoint comme auteur principal. Un exemple en particulier représente bien ce qui nous avait semblé problématique dans le positionnement exclusivement en tant que victime, rejetant toute responsabilité sur leur conjoint, dans des situations où ces patientes avaient pu être des témoins silencieuses pendant de longues périodes de sévices majeures sur leur enfant. La patiente que nous avons à l'esprit était incarcérée par suite de l'homicide de son premier enfant, d'une précédente union, par son nouveau compagnon. Elle alléguait une situation d'emprise avec des violences régulièrement subies par elle-même et l'enquête avait révélé que l'enfant, pendant plusieurs mois, avait été victime de violences physiques et sexuelles, de la part du conjoint, mais d'autres individus également. Les violences se passaient au domicile où vivait toute la famille et la patiente était dans la plupart des situations soit témoin direct soit allait dans une autre pièce pour ne pas avoir à supporter ces visions d'horreur. Les évènements sont arrivés à leur terme lorsque, lors d'un déferlement de colère extrême, le conjoint a roué de coups l'enfant jusqu'à l'agonie sous les yeux de sa mère. La patiente a fini par appeler les secours quand l'agresseur a pris la fuite, mais ceux-ci sont intervenus trop tard pour empêcher le décès.

Voici un élément supplémentaire d'enquête assez troublant : des visites par des travailleurs sociaux qui suivaient cette famille (avec difficulté) étaient intervenues, parfois même au cours d'épisodes de maltraitances, la patiente ayant confirmé avoir entendu frapper à la porte, mais se disant trop effrayée pour pouvoir réagir ou en parler lors de rendez-vous.

Ces éléments posés, il ne faut pas oublier que le discours de ces femmes quant à leur sentiment de ne pas être responsables est influencé par des mécanismes de défense les protégeant de l'effondrement. Gardant en tête les éléments précédemment apportés sur l'impuissance apprise, nous n'irons pas plus loin ici que de simplement poser la question : peut-on considérer que la non-assistance à personne en danger dans cette situation est « justifiée » (pour reprendre les termes de Léon Riboud) par l'emprise qui a complètement aboli le discernement de cette patiente ?

C) Folie à deux : proposition d'un algorithme du discernement

Nous avons pu conceptualiser la folie à deux comme un type d'emprise appelée « emprise psychotique ». Sur cette base, nous avons procédé par analogie avec l'étude des mécanismes d'emprise et utilisé les lumières des neurosciences et de la psychologie sociale pour nous éclairer sur les situations où l'individu agit sous une influence externe. Nous avons ainsi pu montrer l'importance du contexte situationnel pour générer ces états de désubjectivation, où le sujet agit de manière quasi automatique en tant qu'agent d'un opérateur aux commandes. Le phénomène clé dans toutes ces situations étant le sentiment de perte ou de déplacement de la responsabilité.

Dans les différents registres de l'emprise, les sciences cognitives et les neurosciences nous montrent qu'il existe une disposition physiologique de l'Homme à adopter une attitude passive de soumission résignée liée aux conditions de stress prolongé.

L'association de la perte du sentiment de responsabilité personnelle avec l'inhibition due à l'acquisition d'un sentiment d'impuissance conduit l'individu à occulter totalement les portes de sortie de sa situation pour ne se considérer qu'en tant que victime.

Différentes situations ont pu être étudiées, avec une implication plus ou moins directe dans des passages à l'acte hétéroagressifs de sujets sous influence. L'action du sujet peut aller d'un simple acte de participation à la mise en place ou au maintien d'un système visant à causer des dommages à la personne (exemple d'un rôle administratif ou technique dans un système totalitaire) sans contact direct avec la victime, à la présence passive lors d'un passage à l'acte jusqu'à une participation active dans les violences. Là encore, dans cette dernière situation, nous avons vu qu'au plus un sujet doit entrer en contact direct et physique avec la victime, au plus son état de tension (lié au conflit interne) augmente de même que le nombre de sujets se rebellant contre l'opérateur, ce qui signe une préservation de la conscience et d'une capacité de réaction de l'individu.

Dans notre sujet, il est question de passage à l'acte homicide dans la folie à deux. Nous parlons donc nécessairement de situations médico-légales où les sujets sont confrontés directement à la détresse et à la souffrance de la victime dans des actes qui sont souvent, comme décrit au début de ce travail, d'une particulière brutalité. Il s'agit donc dans la plupart des cas d'homicides impliquant une proximité physique qui ne laisse pas de doute quant à la confrontation du sujet à la réalité crue du crime.

L'expert, en tant que psychiatre, est amené à soulever les exceptions à cette règle : les cas de maladie psychique ou neuropsychique pouvant entraver le discernement du sujet (article 122-1 du CP). La jurisprudence expertale et l'audition publique sur l'expertise (67) nous éclairent sur les troubles pouvant relever de l'abolition du discernement. L'emprise ou toute forme d'influence sans délire actif de la part du sujet ne rentre pas dans le cadre de ces recommandations, qui ont un certain poids, puisque retrouvées également au niveau international.

Les seules situations médico-légales de folie à deux où le psychiatre expert pourrait être amené à conclure à une abolition du discernement pour le sujet secondaire au titre de l'article 122-1 du CP sont celles où le sujet contaminé souffrait d'un délire actif au moment du passage à l'acte et si ce passage à l'acte est en relation exclusive avec le délire. D'après notre modèle, nous nous situons ici dans les cas d'emprise psychotique complète : folie à deux communiquée ou autres situations d'emprise dans les délires partagés (folie simultanée et folie induite), c'est-à-dire des situations où le sujet secondaire va développer, sous l'influence du partenaire primaire, son propre trouble psychotique de manière durable. Un sujet qui participe au passage à l'acte dans un tel état doit voir sa capacité de discernement être abolie par l'expert.

Dans les cas de folie à deux imposée (de type Lasègue et Falret), le sujet secondaire est, d'après notre modèle, sous une emprise psychotique incomplète. Cet état se rapproche de l'état d'emprise classique puisque le sujet se voit imposer des idées délirantes auxquelles il se soumet sous certaines conditions sans toutefois être lui-même activement délirant dans la plupart des cas. Le sujet ne délire que par reflet, il accepte les interprétations délirantes de son partenaire pour se rétablir à la séparation et ne souffre pas de trouble psychotique. Des mécanismes de soumission à l'autorité, d'impuissance acquise et d'identification à l'ennemi sont à l'œuvre dans la folie à deux imposée, avec des affects de crainte voire de peur très présents ; mais on observe également d'autres mécanismes plus complexes et ambivalents comme la projection de l'hostilité voire la concordance de buts inconscients.

Un individu qui participe à un passage à l'acte homicide dans ces circonstances ne peut pas relever de l'abolition du discernement au titre de l'article 122-1 du CP. Pour justifier d'une abolition du discernement dans une folie à deux imposée, il faudrait démontrer que le sujet secondaire était suffisamment affecté par l'influence de son partenaire délirant pour devenir lui-même producteur d'un délire actif, mais transitoire au moment du passage à l'acte, ou bien en état de dissociation traumatique. Cette occurrence reste cependant hypothétique et difficile à démontrer, puisque lorsque le sujet secondaire développe une production délirante propre, celle-ci va généralement être le point de départ d'un trouble psychotique autonome qui fait basculer le sujet dans la folie à deux communiquée.

Dans le cas de la folie à deux imposée, un autre article peut s'appliquer pour irresponsabiliser le sujet sous emprise : l'article 122-2 du CP, en tant que passage à l'acte sous la contrainte morale. Il s'agit alors de situations qui ne relèvent pas du champ de la pathologie mentale et qui demandent au psychiatre de se positionner bien au-delà de son champ de compétence. En effet, nous avons vu que la notion d'emprise faisait intervenir des notions de sciences cognitives, de neurosciences et de psychologie sociale. Il semblerait que la question du discernement de sujets sous emprise soit plus d'ordre psychologique que psychiatrique, s'agissant d'une disposition physiologique de l'Homme et non d'un état pathologique. Il est à noter que cette question est d'autant plus difficile qu'il s'agit de se prononcer rétrospectivement sur une éventuelle abolition du discernement au moment du passage à l'acte devant être démontré comme lié à un état d'emprise effectif au temps de l'action.

Si la question était posée à l'expert cependant, nous avons pu montrer que les divers travaux sur le sujet tendent à justifier une altération du discernement plutôt qu'une abolition.

Bien entendu, s'agissant du sujet primaire dans la folie à deux, nous sommes face à un sujet psychotique dont le discernement est nécessairement aboli si le passage à l'acte s'opère dans le cadre du délire.

Nous pouvons pour plus de clarté résumer ce raisonnement dans un algorithme décisionnel via la ***Figure 9***. Il s'agit d'un algorithme créé à partir de la figure 3 que nous avons complétée et qui permet de s'orienter quant à la question du discernement du sujet secondaire.

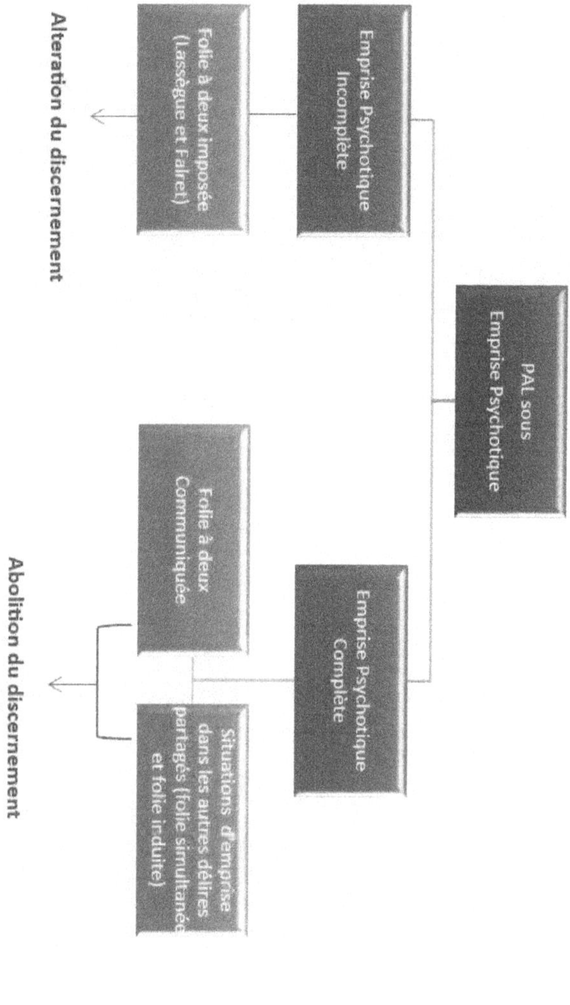

Figure 9 : Discernement du sujet sous emprise psychotique : Algorithme décisionnel

Cette proposition d'algorithme n'est bien sûr qu'une base pour aider à la réflexion dans des discussions médico-légales qui peuvent s'avérer extrêmement complexes, la règle restant d'analyser les situations au cas par cas.

Discussion

Ce travail de thèse a permis dans un premier temps de dresser un tableau plus précis du passage à l'acte meurtrier dans la folie à deux, puis dans un second temps d'examiner la question épineuse du discernement dans ces situations médico-légales complexes, pouvant mettre en difficulté l'expert.

Nous avons pu montrer le risque majeur lié à la présence d'idées délirantes mystiques, surtout lorsqu'elles sont associées à des idées de persécution. La présence importante d'hallucinations, le plus souvent acoustico-verbales, dans ces situations cliniques doit nous interpeller également dans l'évaluation du risque. Il est notable que la scène qui est le théâtre de ces passages à l'acte dramatiques soit souvent particulièrement violente (notion d'overkill) et intrafamiliale : la plupart de ces homicides (ou tentatives d'homicide) se font de concert avec le (ou les) sujet(s) secondaire(s), dans la majorité des cas de la même famille que le patient primaire, tout comme la victime.

La psychopathologie nous éclaire pour comprendre la dynamique en jeu dans ces situations. Outre des mécanismes plus généraux, comme le modèle à deux facteurs qui permet de comprendre l'émergence du délire et la fonction défensive de la violence contre un danger perçu, trois mécanismes explicatifs plus spécifiques ont été détaillés. Il s'agit d'abord de mécanismes de défense : la projection de l'hostilité sur un objet extérieur à la dyade pour protéger la relation et l'identification du partenaire secondaire à l'ennemi (le patient primaire) afin de calmer l'agression. Enfin, la concordance des buts, c'est-à-dire des désirs et fantasmes inconscients violents des partenaires délirants.

Dans la dernière partie de notre travail, nous avons conceptualisé la folie à deux comme une forme d'emprise psychotique, en montrant que cette emprise pouvait être complète (dans le cas où le sujet secondaire développe un réel trouble psychotique) ou incomplète (dans le cas où le sujet secondaire se soumet à la pression du partenaire délirant, sans développer de trouble psychotique propre). Cette analogie avec l'emprise a été un point de départ pour étudier dans quelle mesure l'emprise peut-elle entraver le discernement d'un sujet lorsqu'il s'agit de passage à l'acte violent. Nous avons vu qu'il était nécessaire de sortir largement du champ de la psychiatrie pour répondre à ces questions, en utilisant les éclairages des neurosciences, des sciences cognitives et de la psychologie sociale. Nous avons finalement pu aboutir à un algorithme décisionnel pour aider l'expert psychiatre à conclure sur le discernement de sujets mis en cause pour des passages à l'acte violents dans le cadre d'une folie à deux.

Les conclusions de notre première partie restent limitées par le caractère rétrospectif de l'étude sur un échantillon qui reste assez restreint. La qualité des données que nous avons pu extraire est donc dépendante du niveau de détails dans les informations cliniques disponibles des articles sélectionnés. On peut par ailleurs questionner certains cas se situant dans des « zones grises » où le diagnostic de folie à deux peut être plus difficile et donc sujet à des erreurs.

À ce sujet, un point important doit être soulevé : au vu de la part majeure des délires mystiques dans cette revue, on ne peut pas faire l'économie de questionner la continuité entre croyance et délire.

Catanesi et al. (17) illustrent cette continuité avec le cas de trois sœurs appartenant à une famille très dévote, qui vont créer un groupe de prière après le décès de leurs parents. Ce groupe avait des croyances qui, comme de nombreuses croyances de groupes religieux, pourraient apparaitre psychotiques en dehors du contexte de la foi. En effet, les croyants ont souvent recours à l'interprétation pour recevoir des messages de Dieu.

Dans ce cas clinique, les patientes avaient un rapport mystique à dieu, en recherche de signaux pour guider leurs choix quotidiens. Elles ouvraient par exemple au hasard la Bible et y trouvaient toujours une référence à leur vie. Au sein du groupe de prière, elles pensaient que l'expérience de l'Esprit saint pouvait se manifester par des miracles (comme faire parler une langue étrangère, des guérisons, des prophéties). Le journal de l'une des sœurs relatait des phénomènes de ce type.

Il est à noter que jusqu'ici les croyances étaient partagées par le groupe. Ces croyances formaient donc la norme culturelle du groupe, que tous les membres semblaient accepter avec enthousiasme. De plus, lorsque les patientes ont aménagé une chapelle dans leur garage, celle-ci fut bénie par l'évêque du village, qui venait parfois y célébrer des messes. Il y avait donc une validation par l'autorité religieuse.

Le groupe de prière fut stoppé lorsqu'une des sœurs développa une tumeur de stade avancé, mais refusa de se soigner autrement que par la prière. C'est là qu'un point de rupture peut être situé entre la croyance et le délire. Les amies du groupe de prière insistèrent pour que la malade soit prise en charge sur le plan médical, ne partageant plus à ce stade les convictions de celle-ci. Elles étaient au départ soutenues par les deux autres sœurs qui finirent par céder à la malade pour maintenir la cohésion de la relation. Le résultat fut la fermeture du groupe de prière et l'isolement total des trois sœurs. Celles-ci vivant alors en système clos se mirent à avoir de plus en plus de perceptions anormales : instauration d'un « dialogue » délirant avec les saints via des messages cachés, sensations de présences. À l'issue de cette situation, deux des sœurs décédèrent par absence de soins, à l'occasion de maladies. La troisième sœur restera pendant plus d'un an avec les cadavres momifiés, attendant un miracle de résurrection. Quand le miracle n'arriva pas, elle se retrouva dans un état dissociatif décrit comme proche du rêve, ou plutôt du cauchemar, jusqu'à l'arrivée de secours.

On constate par conséquent que même si la littérature relève depuis longtemps un effet bénéfique de la religion sur la santé mentale des individus, une fine ligne sépare les croyances « normales » de l'état pathologique. Dans cette continuité, plus les croyances d'un groupe religieux deviennent idiosyncrasiques, plus le degré de coercition exercé est important sur les individus pour solliciter l'adhésion.

Newman et al. (126) nous permettent de compléter cette analyse en incluant la notion de secte. Parmi une série de cas, ils présentent celui d'un homme accusé du meurtre et de torture d'un partenaire de la même secte. Une secte peut être définie comme un « *groupe quasi-religieux, vivant souvent en clan, avec un leader charismatique qui endoctrine ses membres avec un point de vue, des croyances et des pratiques extrémistes et peu orthodoxes* » (160). L'environnement sectaire peut donc jouer le rôle de catalyseur pour le développement d'un délire à deux et même à plusieurs, par la présence d'un chef dominant qui dirige la vie de ses adeptes selon des principes pouvant être délirants. Les auteurs prennent l'exemple de la secte « Heaven's gate », créée dans les années 70 et dont le système de croyance ufologique mélangeait science-fiction et récits bibliques. Cette secte avait fait la une des journaux après le suicide collectif de 39 membres en 1997 lors du passage de la comète Hale-Bopp, car les adeptes croyaient qu'elle cachait un vaisseau spatial qui allait transporter leur âme au paradis.

Une hypothèse peut être apportée dans le cas des sectes, en s'appuyant sur les éléments avancés dans notre dernière partie de thèse : dans la configuration sectaire, plusieurs dynamiques sont possibles. Nous pouvons être face à un gourou délirant, qui va favoriser l'émergence de troubles psychiques chez ses adeptes, mais il peut également s'agir d'un sujet pervers usant de manipulation sur des adeptes sous emprise. Une question intéressante qui pourrait être étudiée serait la possibilité d'une émergence de troubles psychiques chez les adeptes victimes de l'emprise d'un gourou pervers.

Newman et al. (126) questionnent le moment où l'on peut considérer la bascule de la croyance partagée de secte vers une folie à plusieurs et ce qui sépare les croyances d'une secte de croyances délirantes. Ils mettent en avant qu'en fonction de l'interprétation du terme « culture », il est possible de considérer les sectes comme leur propre norme culturelle, ce qui, par définition, les empêcherait d'être qualifiées de délirantes.

Un concept, proposé par Rahman et al. (161), apporte une grille de lecture intéressante à la problématique de la continuité entre croyance et délire : l'Idée Surévaluée Extrême (I.E.S.).

Ils s'inspirent des travaux de Carl Wernicke (162), qui fait un apport capital à la psychiatrie légale en 1892 en créant le concept d'idée surévaluée. Les manuels de psychiatrie anglais comme l'*Oxford Textbook of Psychiatry* et d'autres (163-165) reconnaissent cette entité comme apport majeur de psychopathologie. Ils la définissent comme une idée soutenue par une grande conviction mais non délirante, de contenu anormal par rapport à la population générale, mais pouvant être partagée par des groupes d'individus et qui préoccupe grandement la vie de l'individu avec une charge affective importante. Dans cette catégorie, Wernicke fait rentrer l'anorexie mentale, certains délires paranoïaques, l'hypocondrie, les délires de parasitose et les dysmorphophobies. La plupart de ces troubles sont rangés dans les délires et donc dans le spectre de la psychose par les classifications américaines. Le DSM 5 notamment propose une définition très différente et plus restreinte des idées surévaluées, qualifiées de croyances soutenues avec une intensité inférieure à celle des délires et non partagées par le groupe ou le sous-groupe culturel.

En faveur de la vision de Wernicke, les auteurs mettent en avant plusieurs éléments qui remettent en cause la vision américaine : les idées délirantes ne devraient pas se partager si facilement dans le groupe. Or, la peur de l'obésité ou de la contamination peut être partagée dans la société, notamment par internet aujourd'hui. Chez les patients concernés par les pensées surévaluées, l'implication émotionnelle est telle qu'elle peut donner lieu à des comportements extrêmes. Les situations de fanatisme politique ou religieux touchent donc également à ce concept d'idée surévaluée.

Wernicke émet une hypothèse sur le passage de l'idée de valeur « normale » à l'idée surévaluée. Il énonce qu'il s'origine dans un déficit des fonctions associatives cérébrales entre perceptions, pensées et souvenirs. L'individu a donc du mal à intégrer des expériences vécues à forte composante affective, avec des carences pour apporter une variété d'idées se contrebalançant. Le résultat de ce processus étant la domination de certaines idées chargées en affects, qui vont prendre une valeur surévaluée.

La conclusion pour Wernicke est que les idées surévaluées sont fondamentalement différentes de la maladie mentale et que le risque dans les situations de fanatisme serait d'attribuer à tort des actes criminels à la folie. Dans le modèle de Wernicke, les idées surévaluées ne devraient pas être considérées comme un trouble susceptible d'abolition du discernement.

Rahman et al. ont donc synthétisé les travaux depuis Wernicke pour proposer une définition complète en 2016 du concept, mis à jour sous le terme nouveau « *d'idée surévaluée extrême* » (I.E.S.) (166):

C'est une « *croyance qui est partagée par d'autres personnes dans le groupe culturel, sous-culturel ou religieux de la personne. Cette croyance est parfois amplifiée et défendue par son possesseur. Elle doit être différentiée d'une obsession ou d'un délire. L'idée se développe dans l'esprit de l'individu, devient de plus en plus dominante avec le temps. Elle devient de plus en plus affinée, sophistiquée, et résistante à la remise en cause. L'individu a un investissement émotionnel intense dans la croyance et peut commettre des actes violents au nom de cette croyance.* »

Finalement, la différence essentielle entre l'idée surévaluée extrême et le délire est qu'un délire est une idée fixe, idiosyncrasique, se développant de façon individuelle en faisant rupture avec l'état antérieur et avec la réalité. Tandis qu'une idée surévaluée extrême se développe progressivement, en accord avec la personnalité et les convictions de la personne, en restant en adéquation partielle avec la réalité. Elle est également partagée par le groupe/sous-groupe (religieux, culturel, idéologique).

La dernière partie de l'article de Rahman et al.(161) porte sur internet et nous permet d'achever la discussion en faisant le lien avec des faits d'actualité. En ligne, les sites et particulièrement les médias sociaux sont devenus le foyer et le vecteur du virus de l'idée surévaluée extrême. Des utilisateurs, parfois jeunes et vulnérables, sont seuls face à l'écran et vont pouvoir avoir accès à une quantité de sources erronées ou biaisées. Ils vont pouvoir également se regrouper en communautés de membres partageant les mêmes opinions, se renforçant mutuellement. On comprend donc qu'il s'agit d'un environnement parfait pour encourager les biais cognitifs comme le biais de disponibilité (raisonnement qui se base principalement sur les informations immédiatement disponibles en mémoire plutôt que sur les plus représentatives) et le biais de confirmation (qui consiste à privilégier les informations confirmant ses idées préconçues ou ses hypothèses). Les individus peuvent ainsi rapidement être pris dans des phénomènes de radicalisation ou dans des phénomènes que l'on peut qualifier d'emprise virtuelle. Des affaires ont récemment défrayé la chronique à ce titre avec des passages à l'acte de très jeunes gens sans antécédents psychiatriques fascinés par l'univers horrifique d'internet (notamment les « Creepy Pasta ») (167,168). En lien avec ce qui a été développé plus haut, nous pouvons imaginer l'effet produit sur des mineurs par un accès direct, prolongé et répété à ces contenus visant à produire des sensations fortes d'anxiété et de peur. Dans ces situations, il est question d'investissement dans des histoires et des personnages imaginaires, exposant le sujet à des scènes traumatisantes avec des heures de visionnage sans contrôle des parents. Ces derniers n'ont le plus souvent pas connaissance de l'activité internet de leurs enfants et sont donc en difficulté pour répondre à ces situations. La capacité de critique s'efface alors avec des phénomènes d'identifications aux personnages, surtout dans des périodes de difficultés émotionnelles, pouvant aller jusqu'à une sorte d'emprise virtuelle. Ceci ayant lieu à l'adolescence, c'est-à-dire à un moment où l'enfant cherche des modèles extérieurs à la famille en même temps qu'il traverse la réémergence du complexe œdipien pour passer à l'âge adulte (169).

Dans notre dernière partie traitant de l'évaluation du discernement de sujets atteints de folie à deux, rappelons d'abord ici le caractère inédit de cette démarche, ce qui nécessairement nous a conduits à réfléchir de manière innovante à une solution face à l'absence de littérature sur le sujet. Nous avons donc proposé un modèle : celui de l'emprise psychotique, que nous avons détaillé. Partant, la littérature sur l'effet de l'emprise sur le discernement est très mince, nous avons donc dû rassembler des travaux d'horizons divers dans une perspective pluridisciplinaire afin d'aboutir à un faisceau d'indices concordant vers une conclusion satisfaisante à travers l'algorithme proposé. Cet algorithme n'a pas valeur de règle absolue, comme nous l'avons rappelé (chaque situation clinique étant unique), mais permet une base de réflexion issue de travaux reconnus, pour se repérer cliniquement dans ces situations complexes. Il faudra de toute évidence mettre ce modèle à l'épreuve dans de prochains travaux à partir de cas cliniques qui restent rares en pratique.

Nous avons pu montrer que, s'agissant de la responsabilité pénale du sujet primaire dans la folie à deux, c'est l'article 122-1 du CP qui intéresse l'expert : il s'agit de déterminer si le trouble mental explique le passage à l'acte et donc abolit le discernement du sujet. Pour le sujet secondaire, nous avons vu que deux articles peuvent s'appliquer, d'une part l'article 122-1 du CP qui demande au psychiatre de se positionner sur son champ de compétence, la pathologie, et d'autre part l'article 122-2 du CP, qui traite de la contrainte, notamment de la possibilité d'une irresponsabilité pénale pour un sujet sous contrainte morale externe, pouvant correspondre aux situations d'emprise. Cette dernière occurrence peut conduire à des questions pour l'expert qui devra se positionner hors du champ de la pathologie, mais sur le territoire flou d'états transitionnels inhérents à la nature humaine.

Nous avons évoqué la possibilité de laisser le soin aux experts psychologues de faire le lien entre emprise et discernement, puisque cette notion sort du champ de la pathologie mentale (on sort du champ d'application de l'article 122-1 du CP) et qu'elle fait appel à un champ d'expertise dépassant largement la psychiatrie. Une autre possibilité est de former les psychiatres à ces questions. Nous nous retrouvons pour cette question face au même problème que celui posé par la question de la dangerosité criminologique. De la même façon qu'existent des formations pluridisciplinaires essentielles, voire nécessaires (du point de vue de la rigueur imposée par l'exercice expertal) pour évaluer la dangerosité criminologique des sujets, les experts pourraient se former spécifiquement à la clinique de l'emprise.

Cette formation spécifique se justifierait par l'accent mis sur ce qui semble en passe de devenir une nouvelle mission de l'expert. La loi About Picard du 12 juin 2001, en reconnaissant explicitement l'état de sujétion psychologique pour caractériser l'abus frauduleux de faiblesse, renforce l'attention déjà portée à travers la jurisprudence relative à l'article 122-2 du CP sur les situations de contrainte morale. Nous pouvons donc nous attendre à ce que les experts psychiatres soient de plus en plus sollicités sur ces questions, l'exemple que nous avons donné avec la déclaration d'irresponsabilité pénale de la compagne d'un gourou auteur de violences sexuelles démontrant ces évolutions.

Pour finir, il s'agit ici de traiter des situations médico-légales très complexes, d'autant plus qu'il est demandé, dans les cas de folie à deux imposée (donc d'emprise incomplète, avec rétablissement du sujet à la séparation de la dyade), d'évaluer l'effet d'une emprise *a posteriori*. Nous avons insisté avec certains auteurs et avec la commission d'audition de 2007 sur la nécessité d'avoir des bases communes et une forme de jurisprudence expertale. L'enjeu étant d'éviter que les règles nous soient imposées de l'extérieur de notre discipline, pour des raisons idéologiques. Il faut donc que les psychiatres se saisissent de cette question du discernement dans la folie à deux, mais aussi dans d'autres contextes médico-légaux difficiles pour mieux encadrer cette clinique, comme ça a pu être le cas dans le passé. Nous pouvons évoquer notamment Ballet, qui en 1903 propose déjà une atténuation de la responsabilité pour les individus présentant une « *insuffisance des facultés intellectuelles sans être aliéné* » (76), avant que s'impose la circulaire Chaumier de 1905 et le nouvel article 122-1 du code de 1994. Nous voyons comme il est possible que la clinique devance la politique.

Nous clôturerons ce travail avec une citation de Daniel Zagury, qui correspond bien à la démarche entreprise tout au long de notre thèse *« Ce qui m'importe, ce n'est pas d'imposer mon analyse personnelle, mais, à l'inverse, de plaider pour des principes partagés, au moins dans la plus large mesure. Si la visée d'un consensus absolu me paraît, ici comme ailleurs, illusoire, en revanche le dissensus anarchique actuel, faute d'un minimum de règles médico-légales communes, est de toute évidence psychiatricide, pour reprendre le néologisme cher à Henri Ey. C'est la psychiatrie qui est ridiculisée et c'est la porte ouverte à la manipulation des experts : si chacun a sa manière propre d'interpréter la loi, sa jurisprudence personnelle, les juges sauront nous choisir en fonction des avis qu'ils souhaitent »* (87).

Conclusion

La folie à deux est une nosographie française, riche, mais complexe, car elle interroge sur le concept même de la pathologie mentale via le problème de la « contamination ». Cette entité clinique a été simplifiée au fil des classifications et se retrouve être mal connue des cliniciens. La genèse de ce travail provient de la confrontation à des affaires médiatiques de passage à l'acte homicide par des sujets atteints de folie à deux, exposant cette méconnaissance, mais aussi la nécessité de faire progresser la compréhension de ce phénomène.

Nous avons voulu d'abord rappeler comment s'était conceptualisée la folie à deux pour ensuite remanier les classifications successives et proposer un grand ensemble des délires partagés. Dans cet ensemble, comprenant d'une part la folie à deux et d'autre part les autres délires partagés (en tant que diagnostics différentiels), nous avons séparé la folie à deux en deux grandes catégories, possédant chacune sa psychopathologie propre : la folie communiquée et la folie imposée. Nous avons ensuite, à travers une revue de la littérature, dressé un tableau plus précis du passage à l'acte meurtrier dans la folie à deux. Ce qui a été mis en évidence est une prépondérance de passages à l'acte très violents, animés par des délires mystiques et de persécution, complétés parfois d'hallucinations et agis de concert entre les co-délirants, dans une scène majoritairement intrafamiliale.

L'agir violent vise au maintien d'un lien où se mêlent des mouvements de décharge d'agressivité sur une source extérieure à la dyade (mécanisme de projection de l'hostilité) avec de la soumission/domination (mécanisme d'identification à l'ennemi), mais aussi des dimensions plus ambivalentes de concordance des buts inconscients du sujet primaire et secondaire.

Le sujet d'étude étant délimité, nous avons enfin pu examiner la question centrale, mais épineuse de ce travail, mettant souvent en difficulté les experts : quel est le discernement des sujets atteints de folie à deux lors de passages à l'acte hétéroagressifs, notamment homicidaires ?

Pour se faire et en l'absence de littérature sur le sujet, un concept nouveau a pu être proposé : l'emprise psychotique. En procédant par analogie, nous avons pu montrer que dans la folie à deux se constituait un lien d'emprise bien particulier puisque sortant du champ de la perversion, étant induit par un individu souffrant de maladie mentale. Les détails de cette emprise psychotique ont été posés, en la dégageant en deux degrés, correspondant aux deux formes de folie à deux identifiées en première partie : emprise psychotique incomplète dans la folie à deux imposée (n'aboutissant pas à un trouble psychotique pour le sujet secondaire, donc similaire dans ses effets à l'emprise perverse) et emprise psychotique complète (aboutissant à la folie durable du second partenaire, abolissant donc la différence fondamentale entre sujet primaire et secondaire). Dans l'emprise psychotique, c'est la folie qui agite son ombre menaçante pour le sujet secondaire, en danger de basculer complètement dans le délire du sujet primaire.

Dans une volonté d'unifier notre modèle en le mettant en relation avec la mission expertale, nous avons examiné les textes de loi d'intérêt pour le psychiatre et cherché à comprendre où se situaient les divergences d'opinion des experts.

S'agissant de la responsabilité pénale du sujet primaire dans la folie à deux, c'est l'article 122-1 du CP qui intéresse l'expert : il s'agit de déterminer si le trouble mental explique le passage à l'acte et donc abolit le discernement du sujet. Pour le sujet secondaire, nous avons vu que deux articles peuvent s'appliquer, d'une part l'article 122-1 du CP qui demande au psychiatre de se positionner sur la pathologie, son champ de compétence, et d'autre part l'article 122-2 du CP, qui traite de la contrainte, notamment de la possibilité d'une irresponsabilité pénale pour un sujet sous contrainte morale externe, pouvant correspondre aux situations d'emprise. Cette dernière occurrence peut conduire à des questions pour l'expert qui devra se positionner hors du champ de la pathologie, mais sur le territoire flou d'états transitionnels inhérents à la nature humaine. Pour comprendre l'effet de l'emprise sur le discernement, il a été nécessaire d'intégrer des données des neurosciences, des sciences cognitives et de psychologie sociale dans une perspective pluridisciplinaire.

Cette démarche nous a permis d'aboutir à un faisceau d'indices concordant vers un algorithme décisionnel permettant d'évaluer, en fonction du type de délire partagé et donc en fonction de la nature de l'emprise psychotique (complète ou incomplète), dans quel sens doit se faire la conclusion sur le discernement du sujet. Cet algorithme n'a bien entendu pas valeur de règle absolue, chaque situation clinique étant unique, mais permet une base de réflexion issue de travaux reconnus, pour se repérer cliniquement dans ces situations complexes. Il faudra de toute évidence mettre ce modèle à l'épreuve dans de prochains travaux à partir de cas cliniques qui restent rares en pratique.

Nous espérons que ce travail d'interprétation médico-légale pourra participer de l'homogénéisation des pratiques expertales, dans le sens recommandé par l'audition publique de 2007, puisque c'est bien sûr ce point que s'observent les divergences entre experts parfois influencées par des conceptions extracliniques. Il nous apparaissait important de souligner qu'en dépit de l'impression donnée par certaines affaires médiatiques décrédibilisant l'expertise psychiatrique, une jurisprudence expertale existe, avec une bonne concordance des diagnostics et des interprétations médico-légales pour les troubles psychotiques. Ce sont les situations plus délicates qui créent des divergences entre les experts pour l'interprétation médico-légale.

L'enjeu majeur est d'éviter que les règles nous soient imposées de l'extérieur de notre discipline, pour des raisons idéologiques. Il faut donc que les psychiatres poursuivent les travaux sur cette question du discernement pour mieux encadrer cette clinique, comme cela a pu être fait dans le passé, afin que la clinique conserve en psychiatrie sa primauté sur le politique.

Table des matières

Bibliographie

1. Walsh D, Foster J. A Contagious Other ? Exploring the Public's Appraisals of Contact with 'Mental Illness'. Int J Environ Res Public Health. 18 mars 2020;17(6):2005.

2. Dalloz, Fiches d'orientation Trouble mental (Droit pénal), Septembre 2022: https://www.dalloz.fr/documentation/Document?id=DZ%2FOASIS%2F001010FromId=OASIS_LISTE_ALPHA_GENERALES&pwt=connect-talpha.

3. Rapport IGESR: Les dispositifs de prévention en faveur de l'intégrité scientifique dans les établissements d'enseignement supérieur et de recherche. juin 2020;

4. https://www.lemonde.fr/societe/article/2011/12/10/meurtre-de-valentin-bataille-d-experts-au-proces_1617050_3224.html.

5. Zagury (D.) (1979).-Modèles de normalité et psychopathologie, thèse pour le doctorat en médecine, univ. Pierre et Marie Curie, fac. de medecine Saint Antoine.

6. J.P Falret, Considérations générales sur les maladies mentales, Paris 1843.

7. Pinel, Traité médico-philosophique sur l'aliénation mentale, An 1809, Seconde édition, Paris.

8. G. Canguilhem, Le Normal et le Pathologique, PUF, 1966.

9. E. Minkowski, A la recherche de la norme en psychopathologie, l'évolution psychiatrique, 1938.

10. Kurt GOLDSTEIN, La structure de l'organisme, introduction à la biologie à partir de la pathologie humaine (traduit de Der Aufbau des Organismus, 1934), Gallimard, 1983.

11. D. Lagache, Éléments de psychologie médicale, 1955, repris dans Oeuvres, 1979, PUF.

12. G. Devereux, Essais d'Ethnopsychiatrie générale, Gallimard, 1970.

13. J. CHazaud, Tendances nouvelles de la psychanalyse, Editions du Centurion, 1978.

14. H.F. Ellenberger, Ethnopsychiatrie théorique et générale, EMC 1965.

15. Lasègue EC, Falret J. La folie à deux. Arch Générales Médecine. 1877;(30):257-97.

16. Mouchet-Mages S, Gourevitch R, Lôo H. Folie à deux : actualités d'un concept ancien, à propos de deux cas. L'Encéphale. janv 2008;34(1):31-7.

17. Catanesi R, Punzi G, Rodriguez WC, Solarino B, Di Vella G. Faith, Folie à Famille, and Mummification: A Brief Review of the Literature and a Rare Case Report. J Forensic Sci. janv 2014;59(1):274-80.

18. Kumar, V. (2011). Don Quixote and Sancho Panza: Folie à deux? British Journal of Psychiatry, 198(4), 326-327. doi:10.1192/bjp.198.4.326a.

19. Hunter R, Macalpine I. William Harvey : His neurological and psychiatric observations. J Hist Med Allied Sci. avr 1957;12(4):126-39.

20. Baillarger J. Quelques exemples de folie communiquée. Gaz Hôp Civ Mil. 1860;(38):149-51.

21. Marandon de Montyel E. Contribution à l'étude de la folie à deux. Ann Méd-Psychol. 1881;(5):28-52.

22. Gralnick A. Folie à deux-the psychosis of association. Psychiatr Q. 1 juin 1942;16:491-520.

23. Régis, E. (1880). A. du texte La folie à deux, ou Folie simultanée : avec observations recueillies à la clinique de pathologie mentale (asile Sainte-Anne) / par le Dr Emmanuel Régis. Paris: J.-B. Baillière et fils.

24. Lehmann G. Zur Casuistik des inducirten Irresins (Folie à deux). Arch Für Psychiatr Nervenkrankh. 1883;(14):145-54.

25. American Psychiatric Association. Diagnostic and statistical manual of mental disorders: DSM-5 (5th edition). Washington DC: American Psychiatric Association; 2013. 945 p.

26. World Health Organization (1992). The ICD-10 classification of mental and behavioural disorders: Clinical descriptions and diagnostic guidelines. Geneva: World Health Organization.

27. American Psychiatric Association. Diagnostic and statistical manual of mental disorders : DSM-IV-TR (4th edition text revision). Washington DC: American Psychiatric Association; 2000. 1064 p.

28. Dumas G. La Contagion de la Folie. Rev Philos Fr L'Étranger. 1915;79:1-38.

29. Kapsambelis, Vassilis. Manuel de psychiatrie clinique et psychopathologique de l'adulte. Presses Universitaires de France, 2012.

30. Esquirol (E.), Des maladies mentales, Paris, Baillière, 1838, tome II.

31. Paul SERIEUX et MAGNAN, Le délire chronique à évolution systématique, PARIS, Masson, 1892.

32. Kraepelin, Emil. Ein Lehrbuch für Studirente und aerzte. (6e auflage). Leipzig: JA. Barth, 1899.

33. Séglas J. La démence paranoïde, Annales médico-psychologiques., 1900.

34. Ballet G. (1911), La psychose hallucinatoire chronique, L'Encéphale, 6, 11, p. 401-411.

35. Bleuler E. Handbuch der Psychiatrie, Spezieller teil. 4. Abteilung, 1. Hälfte. Dementia praecox oder Gruppe der Schizophrenien. Leipzig: Franz Deuticke; 1911.

36. Lalonde, Aubut, Grunberg et collaborateurs " Psychiatrie clinique. Une approche biopsycho-sociale " Tome 1 (Introduction et syndromes cliniques) Ed. Gaëtan Morin,1999 (2ème édition).

37. Silveira JM, Seeman MV. Shared psychotic disorder: a critical review of the literature. Can J Psychiatry. 1995 Sep;40(7):389-95. PMID: 8548718. Disponible sur: https://pubmed.ncbi.nlm.nih.gov/8548718/

38. Kashiwase H, Kato M. Folie à deux in Japan -- analysis of 97 cases in the Japanese literature. Acta Psychiatr Scand. 1997 Oct;96(4):231-4. doi: 10.1111/j.1600-0447.1997.tb10156.x. PMID: 9350949. Disponible sur: https://pubmed.ncbi.nlm.nih.gov/9350949/

39. Wehmeier PM, Barth N, Remschmidt H. Induced Delusional Disorder. Psychopathology. 2003;36(1):37-45.

40. Guivarch J, Piercecchi-Marti MD, Poinso F. Folie à deux and homicide: Literature review and study of a complex clinical case. Int J Law Psychiatry. nov 2018;61:30-9.

41. Arnone D, Patel A, Tan GMY. The nosological significance of Folie à Deux: a review of the literature. Ann Gen Psychiatry. déc 2006;5(1):11.

42. Kraya NAF, Colin P. Folie à deux in a forensic setting. 1 déc 1997;31(6):883-8.

43. Lacan J. Motifs du crime paranoïaque : le crime des soeurs Papin. Le Minotaure. déc 1933;(3/4):1933-4.

44. Moreau De Tours P. Le Crime à deux. Ann Méd-Psychol. 1893;(18):14-31.

45. Greenberg HP. Crime and Folie À Deux: Review and Case History. J Ment Sci. oct 1956;102(429):772-9.

46. Medlicott RW. PARANOIA OF THE EXALTED TYPE IN A SETTING OF FOLIE A DEUX. A STUDY OF TWO ADOLESCENT HOMICIDES. Br J Med Psychol. déc 1955;28(4):205-23.

47. Tucker LS, Cornwall TP. Mother-son folie à deux: a case of attempted patricide. Am J Psychiatry. oct 1977;134(10):1146-7.

48. Bourgeois ML, Duhamel P, Verdoux H. Delusional parasitosis: folie à deux and attempted murder of a family doctor. Br J Psychiatry J Ment Sci. janv 1992;161:709-11.

49. Joshi KG, Frierson RL, Gunter TD. Shared psychotic disorder and criminal responsibility: a review and case report of folie à trois. J Am Acad Psychiatry Law. 2006;34(4):511-7.

50. Kelly BD. Folie à plusieurs: forensic cases from nineteenth-century Ireland. Hist Psychiatry. mars 2009;20(1):47-60.

51. Nielssen O, Langdon R, Large M. Folie à deux homicide and the two-factor model of delusions. Cognit Neuropsychiatry. sept 2013;18(5):390-408.

52. Caribé AC, Daltro-Oliveira R, Araújo RH, Cardoso AP, Guimarães PB, Miranda-Scippa Â, et al. Systemic lupus, folie a trois and homicide. Compr Psychiatry. oct 2013;54(7):1032-3.

53. Solarino B, Punzi G, Di Vella G, Carabellese F, Catanesi R. A multidisciplinary approach in overkill: Analysis of 13 cases and review of the literature. Forensic Sci Int. mai 2019;298:402-7.

54. Douglas, J.E., Ann W. Burgess, Allen G. Burgess, and Robert K. Ressler. 1992. Crime Classification Manual: A Standard system for Investigating and Classifying Violent Crimes. 1st ed. New York, New York: Lexington Books.

55. Howard R. Induced psychosis. Br J Hosp Med 1994;51(6):304—7. Disponible sur: https://pubmed.ncbi.nlm.nih.gov/8032569/

56. Langdon, R., & Bayne, T. (2010). Delusions and confabulations: Mistakes of perceiving, remembering and believing. Cognitive Neuropsychiatry, 15, 319-345.

57. Langdon, R., & Connaughton, E. (2012). The neuropsychology of belief formation. In F. Kreuger & J. Grafman (Eds.), The neural basis of human belief systems. Hove, UK: Psychology Press.

58. B. Spinoza, Éthique démontrée suivant l'ordre géométrique, Deuxième partie: de la nature et de l'origine de l'âme, 1677. In.

59. MAGNAN, V., Lessons cliniques sur les maladies mentales, 1893. 2nd edit. Paris. In.

60. Peter Jackson, 1994, Heavenly Creatures.

61. Pulver SE, Brunt MY. Deflection of Hostility in Folie à Deux. Arch Gen Psychiatry. 1 sept 1961;5(3):257-65.

62. Thompson, C.: Identification with the Enemy and Loss of Sense of Self, Psychiat. Quart. 9:37, 1940. Disponible sur: https://doi.org/10.1080/21674086.1940.11925406

63. S. Ferenczi (1932), Confusion de langue entre les adultes et l'enfant, Psychanalyse IV, Œuvres complètes, t. 4, Paris, Payot, 1982, pp. 125-135. In.

64. Anna Freud, Le moi et les mécanismes de défense, 1936.

65. S.Freud, Au delà du principe de plaisir, 1920.

66. Bouloc, Procédure pénale , Paris, Dalloz, Coll. Précis, 2018, 26 e éd.

67. Senon J-L, Pascal J-C, Rossinelli G. Expertise psychiatrique pénale : audition publique 25 et 26 janvier 2007. Montrouge: John Libbey Eurotext; 2007.

68. L.Riboud, Essai sur l'irresponsabilité des aliénés dits criminels, F. Pichon (Paris), 1884.

69. Grmek D. Histoire de la pensée médicale en Occident. T. 2. Paris : Le Seuil ; 1997. In.

70. Barras V. Folies criminelles au 18e siècle. Gesnerus 1990 ; 47 : 285-302. In.

71. D Bouley, C Massoubre, C Serre, F Lang, L Chazot, J Pellet, Les fondements historiques de la responsabilité pénale, Annales Médico-psychologiques, revue psychiatrique, Volume 160, Issues 5–6, 2002, Pages 396-405.

72. REGNAULT (E.). Du degré de compétence des médecins dans les questions judiciaires relatives aux aliénations mentales et des théories psysiologiques sur la monomanie. Paris, B. Warie, 1828, XI.

73. J. et M. Postel, « Esquirol et la monomanie homicide » Histoire des Sciences Médicales, 1988, 22, n°2; 181-186.

74. Senon J-L, Manzanera C. Réflexion sur les fondements du débat et des critiques actuels sur l'expertise psychiatrique pénale. Ann Méd-Psychol Rev Psychiatr. 2006;164(10):818-827.

75. Bulletin des arrêts de la Cour de cassation rendus en matière criminelle, tome 90, n° 170, année 1885, 1887, page 285.

76. Ballet G. Traité de pathologie mentale. Paris. 1903.

77. Zagury D, Bouchard JP. [The forensic psychiatrist expert and homicide perpetrators]. Annales Medico-psychologiques. 2020 Nov;178(9):938-946. DOI: 10.1016/j.amp.2020.09.008.

78. G. CORNU, Vocabulaire juridique, PUF, coll. Quadrige, 12ème éd., 2018, p. 1265.

79. https://www.dalloz-actualite.fr/flash/trop-d-expertises-psychiatriques-et-psychologiques-pas-assez-d-experts.

80. https://www.senat.fr/rap/r20-432/r20-432_mono.html.

81. P. Pradier, La gestion de la santé dans les établissementsdu programme 13 000 Evaluation et perspective, rapport ministeriel du 30 septembre 1999.

82. Senon JL. Histoire de la psychiatrie en milieu pénitentiaire de Pinel à la loi du 18 janvier 1994. Ann Med Psychol (Paris) 1998;156:161–98.

83. Régis E. Précis de psychiatrie. Paris: Doin; 1923.

84. FALISSARD B., LOZE J.Y., GASQUET I., DUBURC A., BEAUREPAIRE C. DE, FAGNANI F., ROUILLON F.,

2006, « Prevalence of mental disorders in French prisons for men », BMC Psychiatry, 6, p. 33.

85. IGAS, IGSP. Rapport sur l'organisation des soins aux détenus. ministère de la Santé, ministère de la Justice; 2001.

86. Rapport de l'Assemblée Nationale, Commission d'enquête sur la situation des prisons françaises. J. Floch, Rapporteur, 28 juin 2000.

87. Zagury D. Vers une clinique de l'abolition du discernement. Ann Méd-Psychol Rev Psychiatr. 2006;164(10):847-850.

88. https://www.dalloz-actualite.fr/flash/affaire-sarah-halimi-declaration-d-irresponsabilite-penale-pour-cause-de-trouble-mental.

89. https://www.leparisien.fr/faits-divers/affaire-sarah-alimi-pas-de-proces-pour-le-meurtrier-juge-penalement-irresponsable-14-04-2021-4YOJ3DTQVBH5BKG6UV3WTNLRAQ.php.

90. Guivarch, J et al. "Divergences dans l'expertise psychiatrique de responsabilité : bilan et premières hypothèses à travers une revue de la littérature" [Differences in psychiatric expertise of responsibility: Assessment and initial hypotheses through a review of literature]. L'Encephale vol. 41,3 (2015): 244-50. doi:10.1016/j.encep.2015.03.002.

91. Guivarch, J et al. "Divergences dans l'expertise de responsabilité des personnes schizophrènes accusées d'homicide volontaire : enquête auprès des experts de la cour d'appel d'Aix-en-Provence" [Differences in psychiatric expertise of responsibility for schizophrenic persons accused of murder: Study with experts of the Court of Appeal of Aix-en-Provence]. L'Encephale vol. 42,4 (2016): 296-303. doi:10.1016/j.encep.2015.08.001.

92. Bénézech M. Folie où es-tu ? Libre dissertation critique sur la responsabilisation des psychotiques. Ann Med Psychol2010;168(1):48—56.

93. D. Maury, Emprise mentale: implication médico-légale et enquête auprès des experts, thèse de doctorat, 2020, Université Aix-Marseille. Disponible sur: https://dumas.ccsd.cnrs.fr/dumas-03014746/document

94. MAES JC. Le système d'emprise. In : Espace d'échange du site IDRES sur la systémique . (En ligne). Disponible sur: http://spip.systemique.eu/IMG/article_PDF/article_519.pdf

95. Définition du mot emprise. In: Larousse en ligne [Internet]. Disponible sur: https://www.larousse.fr/dictionnaires/francais/emprise/29011?q=emprise#28889

96. ROGER DOREY, « La relation d'emprise » 1981, Nouvelle Revue de psychanalyse, n° 24, 1981, 117-140. Disponible sur: https://zorhalee.files.wordpress.com/2014/05/roger-dorey-la-relation-demprise.pdf

97. Sigmund Freud, Trois essais sur la théorie sexuelle, 1905.

98. Denis P. Emprise et théorie des pulsions. Revue francaise de psychanalyse. 1992;no 56(5):1295-422.

99. FERRANT Alain, « L'invention de l'emprise et le dispositif psychanalytique », Revue française de psychanalyse, 1992/5 (no 56), p. 1507-1512. URL : https://www.cairn.info/revue-francaise-de-psychanalyse-1992-5-page-1507.htm.

100. Winnicott D.W. De la pédiatrie à la psychanalyse. 1969. Editions Payot, Paris.

101. BOWLBY J. (1978), Attachement et perte, Paris : PUF.

102. Lambert N, Lostra F. L'attachement. De Konrad Lorenz à Larry Young : de l'éthologie à la neurobiologie. Cah Crit Ther Fam Prat Reseaux 2005;(35):83-97.

103. EIGUER A. Attachement ou emprise : voilà la question. Neuropsychiatrie de l'enfance. 1990 ; 38 : 263-266.

104. MAES Jean-Claude, Emprise et manipulation. Peut-on guérir des sectes ?De Boeck Supérieur, « Carrefour des psychothérapies », 2010, ISBN : 9782804101503. DOI : 10.3917/dbu.maes.2010.01. URL : https://www.cairn.info/emprise-et-manipulation--9782804101503.htm.

105. BALIER Claude, La violence en Abyme. Presses Universitaires de France, « Le fil rouge », 2005, ISBN : 9782130546580. DOI : 10.3917/puf.gree.2005.01. URL : https://www.cairn.info/la-violence-en-Abyme--9782130546580.htm.

106. P-C. Racamier Les perversions narcissiques. Paris : Payot ; 1992.125p.

107. Définition du mot perversion. In: Larousse en ligne [Internet]. Disponible sur: https://www.larousse.fr/encyclopedie/divers/perversion/78733#:~:text=Le%20mot%20perversion%20vient%20du,texte%20puis%20la%20corruption%20morale.

108. Magnan V. Des Anomalies, Des Aberrations Et Des Perversions Sexuelles, Communication: Académie de Médecine Dans La Séance Du 13 Janvier 1885 [Internet]. HACHETTE LIVRE; 2018. Disponible sur: https://books.google.fr/books?id=QkvqtwEACAAJ

109. Krafft-Ebing R. Psychopathia sexualis Paris (1886), G. Carré, 1895.

110. S. Freud, Abrégé de psychanalyse (1938), p. 80-81. In.

111. Diagnostic and Statistical Manuel of Mental Disorders, dsm 3 (1980). American Psychiatric Association Washington, dc.

112. Bergeret J. (1974), La personnalité normale et pathologique, Paris, Dunod, 3 e édition, 2003.

113. ZAGURY Daniel, « Chapitre 4. Perversion-perversité : une recomposition à partir de la clinique médico-légale », dans : Roland Coutanceau éd., Troubles de la personnalité. Ni psychotiques, ni névrotiques, ni pervers, ni normaux...Paris, Dunod, « Psychothérapies », 2013, p. 50-61. DOI : 10.3917/dunod.couta.2013.01.0050. URL : https://www.cairn.info/troubles-de-la-personnalite--9782100598694-page-50.htm. In.

114. EIGUER Alberto, « Psychose et perversion narcissique », dans : , Le pervers narcissique et son complice. sous la direction de EIGUER Alberto. Paris, Dunod, « Psychismes », 2012, p. 81-102. URL : https://www.cairn.info/le-pervers-narcissique-et-son-complice--9782100570126-page-81.htm. In.

115. CHAGNON Jean-Yves, « Aux marges de la psychose : la perversité sexuelle », Bulletin de psychologie, 2005/6 (Numéro 480), p. 663-670. DOI : 10.3917/bupsy.480.0663. URL : https://www.cairn.info/revue-bulletin-de-psychologie-2005-6-page-663.htm. In.

116. SERVANT Benoît, « Psychose, perversion, perversité. Psychanalyse et psychose no 15, 2015 », Revue française de psychanalyse, 2016/1 (Vol. 80), p. 277-282. DOI : 10.3917/rfp.801.0277. URL : https://www.cairn.info/revue-francaise-de-psychanalyse-2016-1-page-277.htm.

117. JP VOUCHE « De l'emprise à la résilience »,2009, Citation de Boris CYLRUNIK, auteur de la préface. In.

118. Lopez G. Comment ne plus être une victime. 1ère édition 2001. Paris : L'esprit du temps ; 2009. 154p.

119. Perrone R., Nannini M. Violence et abus sexuels dans les familles : Une vision systémique de conduites sociales violentes. 5ème édition. Paris : ESF Editeur ; 2012. 192p.

120. B. Stoker, Dracula [1897], New York, Norton Critical Éditions, 1997.

121. P. Malhanche, DECLICVIOLENCE : SITE INTERNET D'AIDE A LA PRISE EN CHARGE DES VIOLENCES CONJUGALES ENVERS LES FEMMES EN MEDECINE GENERALE, thèse de médecine, 2016, faculté de Clermont-Ferrand.

122. https://declicviolence.fr/.

123. Lenore Walker, The Battered Woman, New York: Harper & Row, 1979.

124. Lopez, Gerard. 2004. La relation d'emprise. Psychologie‹Vol. 2004, no. 12, pp.91-96.

125. F.L. Arnaud, La Folie à Deux et ses diverses formes cliniques, Annales Med-psy, mai 1983.

126. Newman WJ, Harbit MA. Folie à deux and the courts. J Am Acad Psychiatry Law. 17 sept 2010;38(3):369-75.

127. M.ATIENZA, "L'analogie en droit", Revue interdisciplinaire d'études juridiques, 1988/2, Volume 21, éd., Université de Saint-Louis – Bruxelles, p.33 à 35. In.

128. Ch.Perelman, Ethique et droit, Editions de l'Université de Bruxelles, 2019, p 116-125. In.

129. Aristote, Ethique à Nicomaque, trad. J. Tricot, Vrin, 4ème éd., 1979, V, 6, p.226-228. In.

130. Gabriel Tarde, La philosophie pénale (1890). Paris: Éditions Cujas, 1972.

131. Y. Mayaud, Droit pénal général, 5e éd., PUF, n° 436.

132. Crim. 29 janv. 1921: S. 1922. 1. 185, note Roux.

133. Crim. 15 nov. 2006, n° 06-80.087.

134. Crim. 11 juin 1926: DH 1926. 378.

135. Crim. 11 avr. 1908: DP 1908. 1. 261, rapp. Mercier; S. 1909. 1. 473, note Roux.

136. Cass.Crim, 28 déc. 1200 n° JURITEXT000007053410 DP 1901. 1. 91, note Le Poittevin; S. 1903. 1. 254; Gaz. Pal. 1901. 1. 131.

137. CA Rennes, 29 sept. 2017, n° 38/2017.

138. Abgrall J-M. La Mécanique des sectes. édition revue et augmentée. Paris: Payot; 2002. 395 p.

139. Ferrant A. Le travail de l'emprise : accords et désaccords. Revue de psychotherapie psychanalytique de groupe. 2008;n° 51(2):81-92.

140. LABORIT H. Eloge de la fuite. 1ère édition 1976. Paris : Gallimard Folio essais ; 2016.

141. KUNZ E. Henri Laborit and the inhibition of action. Dialogues in clinical neurosciences. 16 (1) ; 2014 : 113-117.

142. VAIVA G., DUCROCQ F. Neurobiologie des états de stress psycho-traumatiques. In : JEHEL L., LOPEZ G. Psychotraumatologie. Paris: Dunod ; 2006 : 13-25.

143. SELIGMAN ME., WEISS J. Coping behavour : learned helplessness, physiological change and learned inactivity. Part I : Introduction. Behaviour Research and Terapy. 1980 ; 18(5) : 459-461.

144. Abramson, L., Metalsky, G., Alloy, L. (1989). Hopelessness Depression. Psychological Review, 96, 358-372.

145. HIRIGOYEN MF. Femmes sous emprise. Les ressorts de la violence dans le couple. Paris : Pocket ; 2006.

146. RHODES N. Why do battered women stay : three decades of research. Agression and Violent behavior. 1998 ; 3 (4) : 391-406.

147. Le Bon G., 2002, Psychologie des foules, Paris, Presses universitaires de France, (1ère éd. 1895), p. 9-15. In.

148. MILGRAM S. Soumission à l'autorité. 1ère édition en 1974. Paris : Calmann-Lévy ; 2016, 261p. In.

149. N. Guéguen, Autorité et soumission, Paris: Dunod, 2010. In.

150. T. Blass, Attribution of Responsibility and Trust in the Milgram Obedience Experiment, J Appl Soc Psychol, 1996, Vol. 26(17):1529-1535. DOI: 10.1111/j.1559-1816.1996.tb00084.x.

151. Davvetas D., Marina Abramovic. Méditation aux yeux fixes, Ed. Nicolas Chaudun, Belgique.

152. Mantell D. (1971). « The potential for violence in Germany », Journal of Social Issues, 27, 101-112.

153. Shanab M., Yahya K. (1978). « A cross-cultural study of obedience », Bulletin of the Psychonomic Society, 11, 267-269.

154. Milgram S. (1965a). « Some conditions of obedience and disobedience to authority », Human Relations, 18, 57-77.

155. Shanab M., Yahya K. (1977). « A behavioral study of obedience in children », Journal of Personality and Social Psychology, 35, 530-536.

156. Hannah Arendt, Eichmann à Jérusalem, in volume « Quarto », édition établie sous la direction de Pierre Bouretz, Paris, Gallimard, 2002.

157. David Cesarani, Adolf Eichmann, trad. O. Ruchet, Paris, Tallandier, 2010.

158. H. Arendt, Responsabilité et jugement, éd. établie et préfacée par J. KOHN, Payot, Paris, 2005.

159. D. Zagury, La Barbarie des hommes ordinaires, Éditions de l'Observatoire, 2018, 208 p.

160. Webster's New World College Dictionary (vol. 4), p352. Edited by Agnes ME. Webster Springs, WV: Webster's Publishing Co., 1999. In.

161. Rahman T, Meloy JR, Bauer R. Extreme Overvalued Belief and the Legacy of Carl Wernicke. J Am Acad Psychiatry Law. 10 juin 2019;47(2):180-7.

162. Wernicke C: Ueber fixe Ideen. Deutsche Medicinische Wochen-schrift 25:2, 1892.

163. Gelder M, Gath D, Mayou R, Cowan P (editors): Oxford Textbook of Psychiatry, Third Edition. New York: Oxford UniversityPress, 1996.

164. Oyebode F: Sims' Symptoms in the Mind: An Introduction to Descriptive Psychopathology, Fourth Edition. Philadelphia: Elsevier Health Sciences, 2008.

165. Fish FJ: An Outline of Psychiatry for Students and Practitioners, Second Edition. Bristol, United Kingdom: John Wright and Sons Ltd, 1968.

166. Rahman T, Resnick PJ, Harry B: Anders Breivik: extreme beliefs mistaken for psychosis. J Am Acad Psychiatry Law 44:28 –35, 2016.

167. https://www.midilibre.fr/2022/03/15/assassinat-au-sein-dune-famille-a-fabregues-les-deux-collegiennes-de-13-ans-avaient-premedite-leurs crimes-10172262.php.

168. https://www.lemonde.fr/pixels/article/2014/06/04/dans-le-wisconsin-la-pulsion-meurtriere-de-deux-adolescentes-fascinees-par-une-legende-du-web_4431735_4408996.html.

169. https://www.midilibre.fr/2022/03/15/lanalyse-de-lexpert-psychiatre-elles-sont-sous-lemprise-dun-personnage-qui-nexiste-pas-10171888.php.

Structures éditoriales du groupe L'Harmattan

L'Harmattan Italie
Via degli Artisti, 15
10124 Torino
harmattan.italia@gmail.com

L'Harmattan Hongrie
Kossuth l. u. 14-16.
1053 Budapest
harmattan@harmattan.hu

L'Harmattan Sénégal
10 VDN en face Mermoz
BP 45034 Dakar-Fann
senharmattan@gmail.com

L'Harmattan Cameroun
TSINGA/FECAFOOT
BP 11486 Yaoundé
inkoukam@gmail.com

L'Harmattan Burkina Faso
Achille Somé – tengnule@hotmail.fr

L'Harmattan Guinée
Almamya, rue KA 028 OKB Agency
BP 3470 Conakry
harmattanguinee@yahoo.fr

L'Harmattan RDC
185, avenue Nyangwe
Commune de Lingwala – Kinshasa
matangilamusadila@yahoo.fr

L'Harmattan Congo
219, avenue Nelson Mandela
BP 2874 Brazzaville
harmattan.congo@yahoo.fr

L'Harmattan Mali
ACI 2000 - Immeuble Mgr Jean Marie Cisse
Bureau 10
BP 145 Bamako-Mali
mali@harmattan.fr

L'Harmattan Togo
Djidjole – Lomé
Maison Amela
face EPP BATOME
ddamela@aol.com

L'Harmattan Côte d'Ivoire
Résidence Karl – Cité des Arts
Abidjan-Cocody
03 BP 1588 Abidjan
espace_harmattan.ci@hotmail.fr

Nos librairies en France

Librairie internationale
16, rue des Écoles
75005 Paris
librairie.internationale@harmattan.fr
01 40 46 79 11
www.librairieharmattan.com

Librairie des savoirs
21, rue des Écoles
75005 Paris
librairie.sh@harmattan.fr
01 46 34 13 71
www.librairieharmattansh.com

Librairie Le Lucernaire
53, rue Notre-Dame-des-Champs
75006 Paris
librairie@lucernaire.fr
01 42 22 67 13

www.ingramcontent.com/pod-product-compliance
Lightning Source LLC
LaVergne TN
LVHW021223061026
849535LV00008B/2891